The INTELLIGENCE 歯科医院の知恵

「The INTELLIGENCE 歯科医院の知恵」は、歯科医療現場の知恵を発掘しシェアするためのものである。

こんなはずじゃなかった！

続「開業論」

伝説のチームビルディング編

目次

まえがき …… 7

序章　伝説はかくして作られる …… 15

レセプションリーダー　中田尚子（仮名） …… 18

歯科衛生士　林　亜由美（仮名） …… 22

理想の歯科医院 …… 27

第1章　歯医者という職業

歯科医として生きる覚悟がいる時代 …… 46

古き良き時代は過去のもの・・・は、ずっと以前から始まっている …… 46

第2章 ある歯科医師の道のり 54
それは最悪の歯科医院から始まった 54
永久歯を突然抜歯された屈辱 54
自分がかかりたくなる医院を創りたい 57
いよいよ歯学部へ　過酷な寮生活が待っていた 59
これから歯医者になるの？　周囲で飛び交うネガティブ発言 68
口腔外科で得た修行という宝 77
そして、ついに私は開業した 86
スタッフがどんどんやめていく 89
求人しても応募がない 93
人が輝く医院を創る！の決意 104
思った以上に道は険しかった 109

第3章 私が変わろうとしたきっかけ
スタッフのために良い経営者になる 116

院長を尊敬できません …… 118
自分を変えなくてはいけない …… 121

第4章 自分探しの旅

「自分を変える」の覚悟を決める …… 128
自分の意気込みをスタッフにプレゼン …… 128
チーフから届いた手紙 …… 135

第5章 スタッフを信頼するためにとった行動

スタッフが活き活きと働ける環境を作る …… 142
完全週休2日の実現に踏み切った理由 …… 142
つきあう患者を選ぶ …… 148
診療時間を減らしたわけ …… 152
疲労からの解放で夢ではないか？と疑うような成果が・・・ …… 155
産休育休制度を作った理由 …… 156

第6章 経営に必要な、人が優しくなれる8つの行動

8つの行動 …… 164
騙されたと思ってやってみてほしい …… 164
ステップ1　異業種セミナーに参加する …… 165
ステップ2　面談を行う …… 174
ステップ3　サプライズをチームの文化にする …… 184
ステップ4　患者さんにアンケートを書いて頂く …… 189
ステップ5　クレドを創る …… 195
ステップ6　小冊子を書き上げる …… 201
ステップ7　合宿をする …… 209
ステップ8　採用についての考えを変えてみた …… 213

第7章 私が新入職員の一人ひとりに話すこと

人としてどう行動するか …… 230
仕事をする上で大切なこと …… 231

簡単なことを続けて習慣にする……233

第8章 伝説のチームとは
伝説の意味するものとは……240
チーム水野という伝説……241
伏見工業高校ラグビー部の奇跡……245
人を思う心が職場の文化になる……248

第9章 真の経営の目的とは
人の気持ちを理解する経営……254
人が輝く時……256

終章 新しい旅立ち
私がいきついた場所……262

まえがき

私は歯医者である。

長崎県の雲仙市というところで歯医者をやっている。
都市部ではなく、どちらかというと地方だ。自然に囲まれた豊かな土地だ。

毎日、多くの人の歯や口の中の悩みを聴き、その治療をしている。
歯医者になって23年。開業して、17年が経った。

17年間。必死で走ってきた。

おかげで多くの方に来院していただける。
宣伝はほとんどしていないが、口コミでたくさんの人に訪ねて来てもらえる。

予約がひと月くらい先まですぐにいっぱいになってしまうために、初診の方をすぐに受け入れることができず、申し訳なく思っている。

たとえ治療を開始できたとしても、次の予約がずいぶん先になってしまうことだってある。それでも必ず予約通りに来ていただける。

こんなありがたいことはない。

スタッフもみんな朝出会うと元気に私に挨拶してくれる。

私は歯科診療以外にも、たくさんの仕事をしているが、どんなに疲れていてもスタッフの笑顔に出会うことができると今日も頑張ろうという気持ちになる。

毎日が楽しく、本当に今まで頑張ってきてよかったなぁと思っている。

今も、私が目指している歯科医院像がある。

笑顔があふれる、居心地が良い歯科医院を創ることができないか。
それは、来院していただける方にもっと楽しんで来ていただくこと。
その結果、う蝕や歯周病とは無縁の豊かな人生を送ってほしいということ。
定期検診を楽しみにしてくれる人が地域で増えて欲しい。
そうすることで、高齢になっても寝たきりや、出不精を改善できる。
なんでも食べて、気兼ねなく会話を楽しむ、元気な高齢者を増やしたい。

それは患者さんだけではない。

共に働くスタッフにおいても同じ気持ちである。

ここの全てのスタッフがここで働くことができて幸せと感じる瞬間をもっともっと創

造していくこと。

いくつになっても元気でこの仕事を愛して、そして続けてほしいと願っている。

しかし、かつての私の考えは違った。

歯医者になって開業できたら、後は幸せな人生が待っていると信じていた。

医院を開業した時の借り入れを無事返済できて家族をちゃんと養っていける。

そして、少しばかり裕福になったらマイホームを建て、自分の大好きなスポーツカーに乗ることができれば、幸せのゴールがやってくると信じていた。

だが、そうはいかなかった。

いいこともあれば、悪いことだってあった。

歯科医療に関してうまくいっても、それ以外で、困難に数多く当たった。

そのほとんどは学校で教わったこともないし、誰か先輩が教えてくれたこともない。

なにか一つうまくいくと、そのツケを支払うように大きなしっぺ返しが必ずやってきた。

後でわかることだが、歯科医院に限らず、誰もが起業した時には経験することばかりで、このことに対する決定的な対策は無いということだ。

仕事として、事業として成功すればするほど、その成功の度合いと比例して、そのしっぺ返しをくらった時の精神的な痛手は大きい。

「なんで俺がこんな目に合わないといけないんだ！」と憤慨した事も多くあった。

しかし、今になって、それは自分を成長させてくれる天からのギフトと思えるようになった。

成功しなかったほうがよかったのかというとそうではない。

今は、昔に比べると幸福であるからだ。

もちろん、成功しないで、そこそこの事をやるという選択肢もあったかもしれない。

それがいい人もたくさんいるかもしれないが、私は逃げない選択をしただけ。

しっぺ返しをくらったら、その根本を見直し、立ち向かう勇気があるかないかで、大きく変わるのだと思っている。

つまり、自分を磨けるかが勝負だ。逃げていてはなにも変わらない。

どん底だと思っている人、ドン詰まりの行き場が無い人に対して、私がなにかできることはないだろうか。

ある経営者対象のセミナーに参加したことがきっかけで、講演に招いてもらうことが多くなった。

講演では、多くの質問を受ける。その質問はわずかに視点を変えてみることだけで解決できるものが多い。

うっかり懇親会に出ると朝まで帰してもらえないこともしょっちゅうあるので、最近はなるべく出ないようにしている。

私は歯医者なので、講演家ではない。本業がある。

呼ばれるまま、いろんなところへ出かけていたら、肝心の仕事に集中できない。

だから本を書いた。

書くからにはなにも飾らずに、赤裸々に自分の気持ちを描いた。

また、文筆家でもないので、粗削りで読みにくいこと甚だ申し訳ないが、この本があなたのチームのために、そして、一人でもチームや組織の中で悩む人の救いになれば幸いである。

2019年12月吉日　著者

序章

伝説はかくして作られる

この医院のレセプションはまるで歯科医院からかけ離れたような光景である。

たいてい歯科医院の受付というのはどこか雑然としているものだが、黙っていれば、ホテルのフロント、またはエステサロンにでも来てしまったかのよう。

背面の壁には何とも言えないキラキラと美しい色のタイルがモザイク様にちりばめてある。カウンターの白い大理石はピカピカに磨きこまれている。デスクの花瓶は白とピンクの花を咲かせている。

笑顔で迎えてくれるレセプションスタッフのユニフォームがそもそも歯科医院のそれとは違う。いわば百貨店のインフォメーションデスクにいるような錯覚さえ起こすようなものだ。

彼女たちは、髪を上品に上にまとめ、首には淡い色のスカーフを巻いている。化粧に派手さは無く、時に専門用語でスタッフと会話をする彼女たちの話し方そのものに教養と知性を感じる。

レセプションスタッフの表情はとんでもなく明るい。そして元気がいい。声の大きさ、トーンが全く別次元だ。来院された方へ必ず、笑顔で、名前を呼んであいさつをする。

レセプションには常に数名の専属スタッフがいるが、来院される方へ「○○様、おはようございます」と挨拶する。自分の名前を呼ばれるものだから、初めて来院される人は驚く。

何度も来ている人はこの声を聞くと元気をもらうという。毎日、朝一番から、最終の一人の来院者のお見送りまで、彼女たちは笑顔で感じのいい明るい対応をし続けている。その笑顔と明るい声はここが歯科医院ということを忘れさせてくれるほど。

これは実際に体験した人でないとわからない雰囲気だ。

レセプションリーダー　中田尚子（仮名）

中田尚子は鶴田歯科医院のこの仕事を任されて12年目。福岡県三潴郡出身。母親が歯科衛生士であったため、なんとなく歯科医院を自分の就職先に選ぶつもりだった。付き合っていた彼と結婚し、諫早市で生活をしていた。働きたいと思いハローワークで鶴田歯科医院の求人票をみて、ここなら自分が活かせるのではないかと直感的に応募した。

それまで、「仕事とは遊ぶためにやるもの」という認識だったという。しかし、医院のホームページを実際に見て、それ以外の魅力をここに感じた。採用された時はアシスタントとして入所。

はじめは掃除、洗い物から始まり、少しずつ専門的なことを学んでいく。研修期間の3か月はひたすら頑張ったおかげで、仕事をやるうえでの「成長する」という喜びを実感できたという。

研修期間が修了と同時に、診療スタッフから、レセプションスタッフへと異動。正式に辞令が出た。

実はレセプションスタッフになるのが夢だったという。前職がバスガイド。声のとおりは入社してからいやというほどトレーニングを受けていたので、初日から本領を発揮した。院長は一番奥の治療室で手術をしていたのだが、受付から元気のいい感じの良い声が聞こえてきて、驚いた。

元気のいい挨拶と返事、笑顔は一度たりとも絶やしたことがない。レセプションカウンターの中で、彼女はどんなに忙しくても、必ず患者に笑顔と元気のいい挨拶を続けている。彼女は成長を止めることはない。

ある日カウンターの内部にビデオカメラを設置。

ここでビデオ撮影をして、客観的に自分の姿を見てみる、という。

患者が自分をどのように見ているかを、どうしてもチェックしたかったそうだ。一日の自分の顔、声の感じを全て録画し、診療終了後に再生した。

始めた日はかなり落ち込んだらしい。

声は大きく明るいが、顔の表情が出ていない。目力がまったく感じられない。口は笑っているが、顔全体に覇気がない。

とてもショックを受けた。涙がポロポロと出てきた。悔しかった。

人の姿は良く見えるが、自分の姿は全く良く見えなかったと言う。このことを改善するためには彼女は勤務医のカンファレンスなどに積極的に出席し、歯科治療を自ら勉強した。

接遇のセミナーや診療報酬改定セミナーなどに積極的に出席し、自分を磨いた。

さらに、研修期間中に先輩から学んだことをもう一度復習した。

患者からなにを質問されてもすぐに答えられるようにするためであった。

すると患者からの不意な質問になんでも答えられるようになった。

患者が最も質問しやすいのはドクターではない。受付のスタッフである。質問されるたびに、忙しい診療サイドに行くことや、インカム（無線）でドクターや診療スタッフの集中力を奪いたくなかったのである。「この治療はいつくらいには終わるかなぁ？」「次はいくら準備しておけばいい？」「もし痛くなったらどうしたらいい？」などという質問がきても、その場ですぐに答えることができるようになった。

徹底的に、やりこむことでそれが大きな信頼と安心につながった。

そして、安心を醸し出す雰囲気に変わり、対応そのものが変わった。

そのころになると自分の接遇のシーンの映像はかなりクオリティが高いものになった。

沖縄にある総合病院の職員の前で彼女は講演をした。

その時、当時のトレーニングを行っていた映像を上映した。

多くの職員から医療機関の対応とは思えないと、高い評価を得た。中には彼女の一生懸命さに涙する人もいた。

現在1児の母親である。

歯科衛生士　林　亜由美（仮名）

林亜由美の笑顔は本当に素晴らしい。

初めての歯科医院を訪れる人で笑顔で来る人はまずいない。
95％の人が、不安と緊張の面持ちである。

しかし、林に会うとほとんどの人は笑顔になる。
笑顔がまぶしいと言えるほど、輝いているのだ。

こんなことがあった。
ある会社訪問のセミナーがあり、林に参加してもらった。
経営者や人事担当者が多く参加するものだ。

その時、「あの女性は接遇のインストラクターですか？」や、「笑顔トレーナーっていう職業の人ですか」主催者にそんなことを尋ねる参加者が一人二人ではなかったという。本業は歯科衛生士だというと、一様に驚いていたらしい。「あんな素敵な歯科衛生士さんがいるのですね」

林は歯科衛生士専門学校を卒業し、「どうしてもここに就職したい」と鶴田歯科医院を訪ねた。

採用されてから、先輩たちの腕の良さに近づきたいとかなりの勉強をした。休みの日はセミナーに出かける。診療が終わって、夜遅くまで練習。

それなのに、来院される人には笑顔がまぶしい。本当にいい笑顔である。

言葉使いも丁寧で、礼儀正しい。特に高齢者は彼女に会うことが楽しみで来院する。

人と経営研究所所長である大久保寛司氏が医院を訪問した時、林の笑顔に驚いた。その後、大久保氏は私に、あるメガバンクの幹部研修で林にゲスト講師として登壇してほしいと、依頼された。

講師として登場しただけで、メガバンクの幹部の方々はすぐに彼女の内面からでる輝きに満ちた雰囲気を感じ取り驚愕したという。

大久保氏は言う。

いつも講演会で鶴田歯科医院の話をすると「本当にそんな組織があるのか」と参加者から信じてもらえない。だから、亜由美さんに来てもらいたい。来てもらうと彼女の笑顔の美しさと雰囲気だけで、信じてもらえる。

林が講義をすると、誰もが、吸い込むように話を聴くようになる。

話し方が洗練されているから。

どこかで学んだ訳ではないのだが、林は人知れず、自らの不安が無くなるまでしっかりと準備を重ねて講義をするので、まるでプロのセミナー講師のようである。

その研修は大成功であった。

それを機に、大久保寛司氏の講演会から、研修会に同行させていただくことが増えた。

世界的な企業の日本支社や、誰もが知る大企業での研修。また、経営者だけが集うセミナー。そういったところで講演させていただくと、この地方にある歯科医院まで見学に来られる方がでてくる。

年間にして100人を超えることもある。

なかには患者として、関東・関西から飛行機に乗ってきていただく方も増えてきた。

私は地方にある歯科医院がこうやって少しでも社会のお役に立てるようになってきたことがとても嬉しい。

もともと、こんな能力があったかというとそれはちがう。

私は普通の人。どこにでもいる普通の歯医者だった。

だけど、ある事を機に変わろうと思ったのだ。

今や、「奇跡だ」「ミラクルだ」という人もいるが、実はそうではない。
泥にまみれた失敗だらけの人生を私は送ってきた。

今まで誰にも話すことができなかった真実を、今ここでお話ししようと思う。

理想の歯科医院

あなたは、大切な人に勧めることのできる、「いい歯科医院」に巡り合ったことはあるだろうか。

「いい歯科医院」とはどんな歯科医院なのだろう。

それはあなたにとって思いやりと優しさを忘れないい歯科医院。
あなたのために、誠心誠意取り組んでくれる歯科医院。
清潔で、最新の医療機器が整っていて、技術レベルは高くドクターはあなたの話をよく聴いてくれる。優しい面持ちで、わかりやすい説明をしてくれる。

院内は明るく、スタッフは思いやりがある優しい人たちばかり。
家族のような、そして大事な友人のように接してくれる。

その歯科医院で働く人、全てに活気があり、働く姿が輝いている。

歯科医院で大切なもののひとつ。
それは、チームワーク。

その根底には、リーダーの熱い思いが浸透していること。
働く人がそこに集い、歯科医院で仕事をしていることを誇りにしている。
歯科医院でありながら、ホテルのようなホスピタリティが存在している。

そんな歯科医院が、「理想の歯科医院」だと思うのである。

理想の歯科医院・・・・それは、働いているスタッフ全てが輝いているところ。

「29歳女性。会社員の場合」

彼女は以前から口の中が気になって仕方がなかったけれど、ずっと我慢していた。

奥歯には詰め物がとれて、穴があいているところがある。痛くはないのだが食べ物がつまりやすく気になる。最近、冷たいものを口にすると、ズキッと一瞬痛みを感じる。

その後もしばらく、何ともいえない嫌な痛みがしばらく残るのである。

そのたびに不安になる。このまま放っておいたらどうなっちゃうんだろう・・・

他にも・・・・

朝起きたら口の中がねっとりしていて気持ちが悪い。

歯磨きすると必ずといっていいほど血が出るので、このことも気がかりであった。

痛みが強くなってからではとり返しのつかないことになるのではと思っている。

しかし、以前から歯医者にかかるのは、どうも苦手であり、忙しいことを理由になかなか歯科医院へは、足が向かなかったのである。

本当は忙しいからではない。

あの予約をとる電話をする勇気がなかなか出てこなかったのである。

それ以上に、放置した今の自分の口の中を人様に見せること自体が恥ずかしいことであった。

ここまで放置していた自分に責任はあるものの、「怖い」、「不安」、「恥ずかしい」という感情があって、最初の一歩が踏み出せなかったというのが本音である。

ある日のこと、なんでも話のできる仲良しの同僚に、その悩みを打ち明けた。すると、「あそこは違うから是非行ってごらん」と、勧められた。

「どう違うのよ?」と訊いても、「とにかく、いいから。いつも予約で一杯だから、一刻も早く予約を取りなさい」と、同僚は言った。

歯科医院なんてどこも一緒。

彼女は小さい時に行った歯科医院ではあまりいい思いをしたことがなく、どこがどう違うのかが、全くわからなかったが、同僚の強い勧めをきっかけに思い切って行ってみることにした。

恐る恐る電話すると、すぐに電話を取ってくれ、明るい声で気持ちよく応対してくれた。

これまでの歯科医院の電話対応とは全く違い、予想以上に明るい対応であった。本当にここは歯科医院なの?と思えるくらい丁寧で、忙しい自分のために一生懸命予約を取ってくれた。

その電話対応のおかげで、彼女の憂鬱な気持ちがすこし晴れてきた。なんだか安心した。そして、思い切って電話をしてよかったと思った。

同僚の言った通り、初診の予約は電話をしてから1か月も先であった。

そして、とうとうその予約の日が来た。

彼女は不安な気持ちでその医院に到着した。

入り口の自動ドアが開いたら、実に清潔な新しいスリッパが整然と並んでいる。今時、土足の歯科医院も多いが、この歯科医院はスリッパがきれいに滅菌ボックスに入っている。

そして驚いた。

受付の女の子が「こんにちは。○○様ですね、お待ちしておりました。」と彼女の名前を呼び、元気のよい明るい声で挨拶してくれる。

歯科医院の受付と思えないくらい丁寧な挨拶に、まず驚いた。

待合室は広く開放的で、明るく、掛け心地がよいソファーが置いてある。

歯科医院独特のあの消毒薬の臭いが全くしない。

掲示板にはいろんな歯の豆知識や医院の情報が書いてある。

また、その医院の先生が書いた本や小冊子が並べてある。

診療室の入り口にはどんな歯科医師がいてどんなスタッフがいるかがわかるような自己紹介プレートが貼ってある。

たくさんの患者さんが待っているが、その落ち着いた待合室というかロビーの雰囲気はとてもいいので、待ち時間はそれほど苦にならなそうだ。

しばらく待っていると名前を呼ばれた。一瞬「ドキッ」とするも、すぐに診療室に行くわけではなさそうだ。

その小さな談話室はコンサルテーションルームという名前であった。

小さなテーブルが一つあって、そこに二つの椅子がある。個室になっており、プライバシーが守れるような空間である。

治療前の問診はコンサルテーションルームで、受付スタッフが感じのいい笑顔で自己紹介をした後、親身になって問診を取ってくれた。

歯科医院だと、「問診表なので書いてください」と事務的に渡されるものだと思っていた。

話を聴いてくれたのはさっき受付で自分の名前を呼んでくれたあの人、名刺を渡された。そこにはトリートメントコーディネーター　中田尚子と書かれていた。

中田の着ている服は歯科医院のスタッフのユニフォームではなく、ホテルでいうとコンシェルジュが着ているスーツであった。化粧も医療職というわけではなく、航空会社のグランドクルーのようであった。

本当にここは歯科医院なのだろうか。彼女はちょっと驚いていた。

そして自分の悩みに中田は耳を傾け、メモを取ってくれる。大事なところになると中田は復唱し、確認する。

それに加えて、いままでの歯科治療の経験や、生活習慣、嗜好なども質問された。とても真摯な姿勢で中田が彼女の話を聴いてくれたので、彼女は自分の心の中で思っていることのほとんどを中田に伝えることができた。

なんだか、それだけで気持ちが楽になった。

話をひととおり聞いてもらった後、「これまで、すごく大変だったのですね」と優しい声で言ってくれた。

気がつくと自然に涙があふれてきた。こんな体験は初めてであった。

いよいよ診察があるという。

いつもなら院長先生が初診の患者さんの診察をするのだけれど、手術中とのことで、今から女性の先生が診察してくれるという。

歯の根の治療でも相当な技術を持っている先生が担当してくれると中田は言った。

治療室の扉を開けると、はじめて出会うはずの彼女にそれぞれの治療台から明るい声で女性スタッフが「こんにちは！」と元気に挨拶してくれる。

ちゃんと顔をあげて見せる笑顔は、気持ちがいい。
いや、気持ちがいいというレベルではない。

作った笑顔ではなく、本当に会えたことを喜んでいるような、そんな笑顔なのだ。

診療台に腰かけると、エプロンとひざ掛けをかけてもらう。
いよいよ診察が始まる、そう考えると心臓が口から飛び出しそうだった。

今日あったばかりの人に口の中を見せるのはやっぱり勇気がいるのだけれど、ここの歯科医はマスクをとって、私の名前を呼んでくれた。

笑顔で感じのいい澄み切った声で、「〇〇さん、私は歯科医師の深見と言います。今日はよろしくお願いいたします」と挨拶してくれた。

どちらかというと歯医者さんからは「上から目線」で話をされるのが当り前と思っていた。

これまでは、歯科医と初めて会うなり「ちょっと見せてください」と、チェアーを倒されて口の中を見られていた。

その時は、まさに「まな板の上の鯉」。

深見先生は先ほどのコンサルテーションルームでの問診内容を詳しく復唱してくれて、彼女のことを十分に理解しようとする姿勢である。そしてこう続けた。

「今日はいきなり歯を削ったり、抜いたりはしないので、まず治療に入る前にお口の中をよく見せて下さいね」

彼女がかなり緊張していることを察してであろうか、続けてこう言った。

「私は毎日何十本もの虫歯や歯周病にかかった歯を見ています。ですから恥ずかしがらずに、肩の力を抜いて、気を楽にして治療を受けてくださいね」と深見先生は言うが、やはりいざとなったら緊張する。

いよいよチェアーが倒され、目を閉じたまま、勇気を振り絞って口を開ける。心臓の音はさらに高鳴ったが、ここまでくるともう開き直った気持ちになった。

するとその歯科医はリズミカルに歯の状態をアシスタントに伝えていく。いきなり歯を強くたたいたり、強い風をかけたりもせずに丁寧に、歯を一本一本、チェックしているようである。

チェアーが起こされ、うがいをすると深見先生は「これまで大変だったのですね。つらかったのですね。でも大丈夫ですよ。これからどうやって治していくか、必要な検査をしていきましょう」と優しい言葉をかけてくれた。

ここの歯科医は「なぜここまでほっといたのですか?」、ではなかったのだ。

彼女は絶対にこの言葉が出ると予想していたが、この言葉を聞いたとたん、不覚にも涙が一筋、頬を伝ってしまった。

うがいをするフリをして、なんとかごまかした。

その後は、レントゲンをとったり、口の中の写真をとったり、歯グキの検査も行った。

検査中も、歯科医やアシスタントの人たちは、つらくないか何度も気遣いの言葉をかけてくれる。

その後は、深見先生がコンサルテーションルームで検査結果と照らし合わせ、彼女に今の状態を教えてくれた。

予想どおり、虫歯が他にもあり、歯周病もある程度進んでいるとのこと。

「今日は応急処置だけをしておきましたが、次に来院された時に、より詳しく治療方針を説明しますね。また、急に痛んだ場合はすぐに連絡してください。遠慮はいりません」と笑顔で言ってくれた。

帰りに受付の中田が、笑顔で「○○様、今日はお疲れ様でした。」とにっこり微笑んでくれる。

そして彼女のスケジュールをよく聞いて、無理のない時間に次の予約を入れてくれる。

診療が終わり、受付で会計を済ませると、明細入りの領収証と、保険証もちゃんと両手で持って大切に手渡してくれる。

おつりも使い古しの千円札ではなく、シワひとつ無い新券である。

歯科医院で新しい診察券を渡す時の中田の笑顔がとても輝いていて、「今日ここに来て本当によかった」と彼女は心の底からそう思った。

帰りにスリッパを脱いで、使用済みのケースに入れ、自分の靴を探したら、いつの間にか履きやすいように、きれいに並べ直してあった。

その瞬間、次の予約がとても待ち遠しくなった。そして彼女はこう思った。

「この人たちとまた会いたい」

彼女の歯科医院に対するイメージが、これまでとはすっかり変わっていた。

あんまり、いい歯科医院だったので、その歯科医院を紹介してくれた同僚に、すぐに電話をして、お礼を言った。

同僚は、「ね、行ってよかったでしょう！」と、嬉しそうに言った。

これは嘘でもなく本当の話。

そんな「いい歯科医院」が本当にあることをあなたは、知っていますか？

第1章

歯医者という職業

歯科医として生きる覚悟がいる時代

古き良き時代は過去のもの・・・は、ずっと以前から始まっている

歯医者は、安泰な職業であると以前は思われていたことがあったらしい。

それは昭和50年代くらいまでのようだ。


その頃までは歯科医院の数はまだまだ少なかったと聞く。

一日に多くの人が歯科医院を訪れていた。

歯科の医療保険点数も今ほど縛りは多くなく、歯科医院はどこも繁盛し、歯科医はよい暮らしをしていたそうだ。

かつて独身の若い歯科医は若い女性の憧れの存在であった、と先輩から聞かされたことがある。

だが、それは昔の話・・・。

突然だけど、あなたの周りには歯科医院はどれだけあるだろうか。意識を歯科医院の看板に集中して回りをよく見渡してみてほしい。

都市部であれば駅の近くの同じブロックにいくつもあったり、ビルにひとつは入っていたり、駅前にも数軒、道の両脇にと・・・・そりゃあもうたくさんの歯科医院がひしめき合っていることがわかる。

今や日本中、歯医者がいない地域があったら数えてほしいくらい。どんな辺鄙な場所でも必ず歯科医院は存在する。

だから歯医者は過剰とまで言われている。都市部に至っては、競争も熾烈。

銀行は融資を渋る業種という。

もはやここまで多いと斜陽産業と言っても過言ではない。

競争が激しいものだから、土曜、日曜も休まずやっている所だって珍しくない。

今はどうかわからないが、24時間診療、年中無休で診療している所もあると耳にしたこともある。


私たち歯科医は同業だといやでもその看板が目に付く。あなただって同業の会社は目につくのと一緒。

しかし、歯医者以外の一般の人は気にもかけない。

せいぜい、自分の歯が痛くなった時くらいしか歯医者の看板は目に入らない。


よくコンビニと歯科医院の数が比較で示される。

「JFA コンビニエンスストア統計調査月報　２０１９年4月」によると全国にコンビ

ニは55,824店舗がある。

それに比較して、厚生労働省による「医療施設動態調査」２０１４年8月の調べによると、68,836の歯科診療所が国内に存在している。

なんと13,012も歯科医院がコンビニより多い。圧勝である。

もちろん歯科医院とコンビニとは業態が全く違うので、単純比較はできないが、それくらい歯科医院の数は多いことは事実。

コンビニがつぶれたらすぐにわかる。それは目立つ場所にあるから。

しかし、歯科医院は目立たない所にも存在する。通りを一本も二本も入った所。ビルの中。だから歯科医院が新しくできても、それが廃業しても誰も気がつかない。

今、都市部ではどうなっているかというと、一日一軒の歯科医院が開業し、また、廃業しているという人もいる。

すでに私の学生時代には歯科医師過剰時代に突入していた。歯科医師という人生を一度選んだら、それなりの覚悟をもって生きていかないといけない時代になっていた。

ある歯科医師の先生が嘆いていた。

「息子が歯学部に進学したいと進路の先生に言ったら、医学部か薬学部を勧められたらしい。歯医者は多いから将来が厳しいという理由だったそうだ」と。

私が歯学部に入学した頃から、「これから歯科医師は厳しいよ」と何度も何度も耳にタコができるくらい言われたものだった。

歯医者は多すぎる、そういう話であるが、本当に地域や、患者にとっての理想を実現している歯科医院においては、私はまだまだ少ないと思っている。

昔も、今もそう感じている。
それには、こんな理由があった。

第2章

ある歯科医師の道のり

「それは最悪の歯科医院から始まった」

永久歯を突然抜歯された屈辱

私が高校3年生の時。

学期末試験の時に猛烈に歯が痛くなり、歯医者に行った。

歯医者になんて行くのは小学校の時以来であった。

急に行ったので、えらく長く待たされた。受付のお姉さんは無愛想で雰囲気が悪い。いつ呼ばれるか、私は緊張で吐きそうだった。

歯が猛烈に痛み続けていて、食事がまったくとれなかったので、吐くことはなかったが、こんなに痛い歯をどうされるのか、心配でならなかった。

痛みはとっくに我慢の限界を超えていたので、仕方がなくひたすら待ち続けた。待合室では何もできないで、痛みをこらえながらずっと貧乏ゆすりをしていた。ようやく呼ばれた。緊張で心臓が破裂しそうだった。

治療台に座ると、歯科医らしい男性の声が頭上で聞こえる。何かスタッフに指示している。

スタッフの返事はない。スリッパの音だけが聞こえ、スタッフが何かを持ってきた。そしてその歯科医に歯茎に注射をされた。たぶん麻酔だったのだろう。

治療はたいした痛みもなく終わった。

その時は、痛みが取れてよかったと思った。

しかし、帰る時に受付で無愛想に、「今日は抜歯をしたので18,△△△円になります」

と言われた。

「エ?·抜歯したんですか?」と尋ねたら、表情もなく「ハイ、抜歯しています」と悪意もなく言う。

つまり、私は無断で歯を抜かれたのである。

一言も無しである。

口の中を舌で触ると、確かに、痛かったあの歯は存在しておらず、代わりに血の味がした。一瞬「嘘だろ?」と驚いた。

「ひどい、なんで勝手に抜くんだ、ひどすぎる!」と私は怒りを感じた。

でも何も言えなかった。

とてもみじめで悔しい思いを味わった。完全に自分という存在を無視されたような気持ち。

診療代においても、高校生にこんな金額、支払えるわけもない。
後日、診療代を持っていくわけだが、親には抜歯されたということは言えなかった。

この経験は自分の人生の中で忌まわしい出来事となった。

そして、次のような感情が心の奥底から湧き出した。
いや、天から急に降りてきたのだ。

自分がかかりたくなる医院を創りたい

「ゼッタイに歯医者になってみせる」そして、人から必要とされる技術を身につける。

その歯科医院は、私の住み慣れた街で繁盛している所であった。
このような対応をしても、繁盛するのであるから、ちゃんと説明を行ってから治療をする歯科医院を自分が創ればいい。

いや、自分だったら、笑顔いっぱいで歯医者に通えるようにしてみせる。
そんな歯科医院を絶対に創る。

だから、心に誓った。
「ゼッタイに歯医者になってみせる」と。

それから、私は予備校に通った。
到底現役で歯学部などに入学できそうな偏差値は持ち合わせていなかった。だから浪人時代はかなり苦労した。なんどもなんどもくじけそうになった。

夜中に何度も、無断で歯を抜歯された時の屈辱を思い出し、勉強した。

すると、また不思議とやる気になった。

そうして3年かかったが、あきらめなかったおかげで、東北地方にある大学の歯学部に入ることができた。とても嬉しかった。

息が止まるほど嬉しかった。

とうとう夢へのチケットを手に入れたのだ。

両親も祖母もみんなとても喜んでくれた。

いよいよ歯学部へ 過酷な寮生活が待っていた

両親は浪人時代にすでに使い果たしていたはずのなけなしのお金を大学の学費のためにどこからか捻出してくれた。（それは祖母だったと後で知る）なんとか6年間学ぶ準備を整えた。

地元九州から東北の大学までの旅費がなく、母親は私の入学式に行きたくても行けなかった。

東京会場で受験したので、東北に足を運ぶのは、はじめてだった。駅に降りると遠くに山が見えて雪がかぶっている。寮へ行こうと人に道を訊くが、はじめて聞く方言がきつい訛りでさっぱりわからない。築50年以上は経った木造の学生寮になんとかたどり着いた。6畳一間で、平日は2食付で35,000円の寮費はありがたかった。本当のところを言うと、私にはそれ以外の選択肢はなかった。

3月下旬というのに、とても寒い小さな部屋だった。電気ストーブ一つとありったけの着替えをボストンバッグと皺だらけの紙袋へ詰め込み、移り住み込んだ。

部屋に入ると北海道出身の隣人がすぐに挨拶に来てくれた。

私が持ち込んだ電気ストーブを指さしてこういった。

「キミ、暖房がこれしかないのか！もうすぐ春だからなんとかなるが、冬だったらマジで凍死するぞ！」と隣人は驚いた。

「凍死」という言葉など聞いたことがなかったから、半信半疑であったが、実際入学式の前日には雪が降ったので、九州出身の私は全く違う土地に来てしまったことを実感した。


小さな寮と体験したこともない寒さ。

しかし、心は晴れわたっていた。

これで歯医者になれるぞ、と道が開けた気分であった。


その学生寮はとてつもなく厳しかった。

寮の中でも、外でも、学校でも、クラブでも、先輩に会ったら「こんにちは！」と大声で言う。

先輩と離れる時は「失礼します！」とまた、大声で言う。

先輩は後輩を完全に無視。

相槌もうってくれない。


一日に何度先輩に会っても、その度にそれをやらないといけない。

周りがどう思おうが、それをやらないといけない。


なぜか。

毎日のように開かれる全体ミーティングで、ものすごい勢いで叱られるからだ。

大声で先輩に挨拶ができないことが悪いことだと徹底的に刷り込まれる。

さらに、4月の終わりの週に新入生歓迎コンパというものがあって、大勢の寮のＯＢが来られる。

その練習のため、自己紹介をさせられる。決められた順番で、ちゃんと背筋と指先をのばして、直立不動の姿勢、大声で言わないと、めちゃくちゃ叱られる。それも半端ない勢いだ。

自分たちは挨拶に応えてくれないのに、一年生の挨拶が気に入らないからと、また全体ミーティングでしこたま叱られる。

電話は3回以内に取れ、女人禁制、外出する時は名札を不在にしろ、時間に遅れるな、試験の時は資料を作れ、留年するな、そういうことを先輩に刷り込まれる。

飲み会のルールも徹底的に叩き込まれた。

飲み会の日は乳製品をしっかり取っておけ。

先輩に酒を注がれたら、残っている酒を全て飲み干してから、両手で「いただきます！」と言って、注がれたグラスに必ず口をつけろ。

先輩の前では絶対正座だ。足をくずすな。

「先輩は友達じゃないんだ！わかったか！」「ハイ！！！」（ここで一年生全員声を合わせて大声で返事しないとまた叱られる）

そんな具合だったので、一年生同士は入寮した日から、全員で先輩の理不尽なしごきに立ち向かうため一致団結する。

毎晩、誰かの部屋に集まって、どうやってあの先輩たちの鼻をへし折ってやろうかと、みんなでその対策を練った。

規律が厳しいと、良いこともあった。

寮の中はいつもキレイであった。

古い建物であったが、廊下、階段、玄関、いつもピカピカだった。

靴はきちんと下駄箱にいれる。
誰もなにも言わないのに掃き掃除をする。
雪かきもする。
トイレの履物はいつもキレイに並べる。
風呂も決められた時間、譲り合って入る。
食事は残さず食べ、食器は自分でキレイに洗って拭き上げ食器棚に戻しておく。
寮母さんには誰もが優しく接し、進んでなんでも手伝った。
共同生活のルールを理解し、人としてのマナーを、当たり前のように身に付けていく。

今であれば、こういった教育のやり方は「パワハラ」だと片づけられるかもしれないが、当時の学生寮はどこもこういったものであったと私は思う。

もちろん、学内でもこの寮は有名であった。

入学式が終わって、クラブ入部の勧誘の時には、多くの先輩から勧誘された。

「あの寮の寮生かい？ぜひうちのクラブに入ってくれないか」

「礼儀正しいからね、寮生は」

「学祭でも体育祭でも進んでやってくれるのは、あの寮生だけ」

「大体、主将になるのは寮生だね」


寮生活で叩き込まれたことは当然社会に出てからも、また、歯科医師になってからも、十分に役に立っている。


しごかれた先輩たちを恨んでいるかというとその逆だ。

今の自分は彼らのおかげであると本当に思っていて、心の底から感謝している。

もちろん、私の同級生もそう思っているに違いない。


十代やそこらで、医者、歯医者の卵となって世間からいやでもちやほやされる人もいるだろうが、この寮に出会えたことで、勘違いをしないで、困難を乗り越える力を養えたと言っても過言ではない。

その寮も、老朽化によって、取り壊され、今はもう存在しないという。「第一学生寮」という名前であった。

今でも、その寮生や、先輩とのお付き合いはある。

学生時代は、アルバイトもやった。それを生活費の足しにした。家庭教師もやってみたが、性に合わなかったのですぐに辞めた。

ガソリンスタンドで働いた。あの体育会系のノリが自分にはマッチしていた。

氷点下での給油作業は寒くて凍えた。軍手が破れ、給油ノズルの金属部分にずっと指が触れるため、その部分だけ凍傷になり、指の皮がめくれてしまったこともあった。

そんなこともあったが、負けないぞと思って勉強したので、私はなんとか授業についていくことができ、どうにか留年もせずに進級を続けた。

これから歯医者になるの？周囲で飛び交うネガティブ発言

しかし、歯学部の学生にこんな言葉を投げかける人もいた。

ある先輩歯科医師が突然言った。

「いまどき、歯医者になるなんて、君は無謀だ。昔は歯医者が少なかったからすぐに患者さんが来てくれた。今はもう歯医者だらけだ。こんなに歯医者がいたら患者は歯医者を選べるから、お前が白衣を着て、私は歯医者です！って威張って言っても、だれも口の中を見せてくれない時代になったんだぞ。わかってる？」と。

私は、「あんたも歯医者じゃないか！」という言葉がのどから出そうになったが、すぐに言葉を飲み込んだ。

大学6年の時、地域のボランティア活動に参加した。その時、顔見知りになった年配の女性からこういわれた。「あなた歯医者さんになるの・・・たいへんね。今は歯医者さん多いから。どこも患者さんを奪い合っているみたいよ」と。

他にも、「今はもう歯医者が増えすぎて、どこも大変だよ。昔みたいに開業して大儲けしてやろうなんて考えるものではない。小さくやって節約し、なんとか食べていくことができるだけで精いっぱいだよ。夢を見るのは早くあきらめることだね」

私は歯科医になって儲けたいなどと思ったことは一度もないが、この先輩は大事なことを私に教えてくれた。つまり、お金儲けをしようとするとお金は逃げていくということを。

このような話をたくさん聞いてきた。一つや二つではない、たくさん聞いてきた。

大学を卒業し、開業した頃も、マスコミが歯医者はワーキングプアと揶揄するほどだった。

年収３００万円以下の歯科医が多くなってきたという論調であった。

失礼だなと思ったが、気にしないことにした。

そんな時も気にせずに頑張れたのは、無断で永久歯を抜歯された屈辱に比べたら、どうってことはなかったからだ。

私は患者さんが、ぜひここで診てもらいたい、ここと出会えてよかった、と思う歯科医院を創ってみせると思っていたし、それを実現するために歯医者になる道を選んだ。

だから、学生時代や駆け出しの頃に何を言われても、あまり腹も立たなかったが、なぜ、こうも人のやる気をそぐ人が多いのかと不思議でならなかった。

「本当は私のことが羨ましいのだろう」くらいの気持ちであった。

6年間の履修期間を経て、卒業試験に無事合格し、国家試験を受験することができた。

大学6年生の時は就職活動をした。もちろん国家試験に合格したからと言って歯医者としての腕は上がらない。

いくら将来開業したからといって、大学を卒業して、資格をとってすぐに開業できるほど、歯科治療は甘くない。修行が必要だ。

卒後はじめて就職したところでその歯科医の資質が決まると言っても過言ではない。

いろいろな歯科医院に見学に行き就職を検討した。

親友は大学院に進学した。多くのクラスメートは母校の大学に入局した。私はクラス担任であった教授の勧めもあって、九州の郷里にある大学歯学部附属病院に就職した。

本当は大学院に進んで留学してみたかった。当時最先端だったインプラントを勉強したかったのだ。

しかし、インプラントを本格的にやっている歯科医院はまだまだ当時は少なかった。だが私は東京でインプラントに特化した歯科医院を探しあて、その歯科医院へ就職したいことを水泳部の顧問をしていた教授に相談した。

その教授が偶然にもその医院の先生と知り合いだったようで、私がそこへ就職できないか頼んでいただいた。すぐに返事が来た。無給だったら良いとの返事だった。

行きたかった。

とても迷った。

しかし、東京で一人暮らしをしながらの見習い。考えに考えたが、これ以上の負担を親にかけるわけにはいかない、そう思って断念した。


今になって考えると、無給なんてことはまずありえない。

つまり、私は試されていたのである。

当時の私はその程度の情熱しか持っていない人間だったのだ。

誰もやっていない学問を究めるわけだから、「死んでもいい」、くらいの気持ちがないといけなかったのだ。


東京の歯科医院への就職はあきらめたが、地元の大学病院であれば、下宿せずに実家から通えるし、研修医ならなんとか生活できるくらいの給料はもらえる。

もしかしたらインプラント治療だって見せてもらえるかもしれない。そう考えての就職であった。

歯科医師国家試験に合格した日のことはまだ鮮明に覚えている。

就職してから合格発表の日を迎えた。

当時はインターネットなど十分に普及していなかったので、自分で確かめることができず、夕方に母校の歯学部の事務室に電話をして、合格したことを聞いた。

合格発表はたしか、午後2時だったと思うが、勤務先では朝から外来が忙しく、昼食も食べる暇がなく、夕方にようやく電話する時間ができたというのが本当のところだ。

私は嬉しくて、嬉しくてたまらなかった。

当時の歯科医師国家試験の合格率は悪くなったとは言え、それでも80％以上であったことを覚えている。

今はかなり低い数字になっているが、これははっきり言って大きな間違いだ。国家試験問題はかなり難しくなっており、簡単に合格できないようになっているのだということ。

入口ではなく出口を絞るというのは感心しない。

日本の歯科医師の数を減らしても、先進国としての医療水準は保つことはできないと思っている。

むしろ私は歯科医師の数は、全く足りていないと思っている。

もっと足りていないのは、歯科衛生士、歯科技工士という、職業である。

私たち歯科医師はこの二つの職業に大きく支えられているが、とくに歯科技工士においては、歯科医師国家試験合格者が毎年２０５９人（１１２回）に対し、９０２人（平成29年度）という数字なのである。

歯科技工士の新卒者は歯医者の半分以下という数字なのである。

国民の健康を握る歯科医療に対して力を入れなければ、とんでもないしっぺ返しをくらうことになるのはもう目に見えている。

「歯医者は多すぎるから」と国家試験の難易度を決めるのではなく、どうすれば、来る高齢化社会において、国民の口腔の健康が保つことができるか、その医療の質に眼を向けることが最も重要なことではないか。

口腔の健康を保つことで、全身的な病気が大幅に無くなることはすでに多くの論文で立証されている。

口腔外科で得た修行という宝

長崎大学歯学部第一口腔外科学教室に入局した。

ここは一般の歯科治療ではなく専門領域の治療を行うところだ。

カルテ記載、写真撮り、処方箋、採血、静脈注射、手術介助、エックス線撮影のオーダー、入院の手配、CT、MRIの読影など、自分でできることは一生懸命やった。ただガムシャラに自分ができることだけを探しだし、その仕事を精一杯やり続けた。

これまで、学生時代に教科書でしか見たことがなかった症例に多く取り組ませていただいたことが良かった。これは今でも大きな自信につながっている。

口腔外科という専門分野であったので、世に言う歯医者らしいことにはあまり取り組む事はできなかった。

同窓の仲間は、開業医に就職し、バリバリと歯科治療をこなしているということも耳に入ったが、今はちゃんと修行して、できることから一歩一歩自分の信じた道を進もう、そう考えた。

父親は、就職が決まった時、こう言った。

「俺が役所に就職した時、死んだじいさんからこれだけはちゃんとやれ、と言われたんだ。お前はだれよりも仕事ができないわけだから、誰よりも早く職場に出ていけ。早くいって、お前ができる仕事をなんでもいいから見つけろ、てね。その通りやったら、そこそこ出世したもんだ。お前は、まだ何もできないだろうから、誰よりも早く出勤しろ。」

いつも、酒ばかり飲んでいる父親であったが、この言葉はちゃんと守ろうと思った。

だから誰よりも早く出勤し、当日の外来患者のカルテに目を通したり、病棟に行って、当直医が何をしていたのか、カルテや看護記録を読んだり、その日の診療を徹底的に頭に叩き込んだ。わからないことがあれば調べものをしたりした。

週一回の症例検討会、教授回診の時はほとんどの患者のデータが頭に入っていたので、担当医が自分でなくても、治療においては常に予測できる状態であったので、教授が「どうなっているの?」と訊かれると、即答できた。

技術的には未熟であったが、自分にいつでも治療を任せてもらえる準備ができていたので、回診が待ちどおしかった。

医局の先輩であったS先生はそんな私を見ていてくれた。ある日、「鶴田君、いつも早く出てきているようだから、一緒に勉強会をしよう」そうおっしゃってくれた。うれしかった。そうしてS先生と一緒に朝7時半から外来が始まる前まで医局で専門書の抄読を始めた。わかっているようでわかっていなかったことがたくさんあった。S先生は研修医である私に自分の経験を含めてたくさんのことを丁寧に教えてくださった。もちろん、S先生のご厚意からである。私のような駆け出しを相手に、抄読会をやっても仕方のないことであるが、S先生が私には、本物の口腔外科医になってほしいという願いがあったのかもしれない。自分のこの経験この恩は生涯忘れてはならないほど大きい糧になっている。

卒後研修が終わって、もう少し口腔外科を勉強したかったので、熊本大学医学部付属病院へ就職した。


そこでも私は多忙な毎日を送ることになる。

朝は7時半から病棟で回診、9時から外来。

気が付けば14時。昼食を急いでとって小手術、そしてまた病棟。

手術の時は朝からずっと手術室に入り、気づくと日付が変わっていたこともよくあった。もちろん、まだ経験が浅いので、執刀できるレベルではない。

主に手術にはアシストで入るわけだ。

休みも出てきて回診や当直医のお手伝い。若かったので、ちっとも疲れを感じたことはなかった。毎日が勉強の連続であった。

卒後3年目の出来事だった。

この頃はある程度仕事を覚え、私はちょっと生意気になっていたのかもしれない。そんな時、教授は私に難しい症例の患者さんを配当してくださった。

歯科口腔外科というところは歯科疾患だけではなく、悪性腫瘍、つまり癌治療を行っている。癌にもいろんなタイプがあるが、極めて悪性度の高い癌の患者さんだった。

私はその患者さんの病気の進行があまりにも早かったので、これはすぐに手術をしなければと思い、教授に相談し日程を確保し、執刀をお願いした。

中央手術部に行くと、案の定というか当たり前だが・・・・すぐに手術ができるわけではなかった。

予定手術はびっしり、その次の週まで全て埋まっていたが、私は責任者に、その患者さんの病状を告げ、無理にお願いした。

すると、「耳鼻科の手術がこの日だったら早く終わるかもしれないから、その後でよかったらいいですよ」と言ってくれた。

予定開始時間をみたら15時。

10時間かかる手術の開始時間としたら遅かったのだが、私はすぐに手術申込書を提出し、教授へ報告した。

教授は嫌な顔ひとつされずに承諾した。

かなり難しい手術だったが、うまくいった。

まさに教授の執刀はパーフェクトだった。
深夜に手術は終わり、ICUでその患者さんの全身管理をしてもらった。

その患者さんは順調に回復した。

一般病棟に戻った時、その患者さんは、とてもうれしそうだった。
その後も他科の協力を得て、患者さんは関連の病院へ転院し、1年近くの闘病生活をおくり、比較的元気になった。

そんな折、私は大学病院を辞めることになった。
ある歯科医院の分院長として、大学を離れることにしたのだ。

最後に調べた検査ではその悪性腫瘍の再発や転移は認められなかった。
「現段階では治っている!」私はとても嬉しくなり、患者さんへ報告した。

その患者さんは小さな痩せた手で、私の手をギューっと握って涙をこぼしてくれた。その患者さんが泣いていたのは自分の病気の再発がなかったことではなく、私がいなくなることが悲しくて泣いていたのだそうだ。

ある程度良くなって、関連病院に転院した時、そこの主治医に何度も、こう言ったそうだ。「私が今、ここにいるのはあの先生のおかげなのです。あの先生が私をすぐに手術してくれて、一週間一睡もしないで私に付き添ってくれた。だから私はつらい治療に耐えることができた。そして今、元気になれたのです」と。

その人は身寄りがなく、病気になったのもはじめてで、入院手術がとても不安であったらしい。

その話を担当の看護師さんから聞いたのが、私の送別会の日だった。

このことを教授に報告し、お礼を言った。

すると教授は私にこう言った。

「鶴田先生、いい勉強をしたね。病気はね、患者さんが治すものだよ。私たちはそれを手助けしたにしか過ぎない。だから、どんな時も患者さんには必ず誠意をもって接してほしい。すると、何かが伝わる。君はその何かを決して忘れてはいけないよ。」

私はその後、どんなに大変な時もその言葉を思い出し、頑張り続けることができた。生意気盛りだった自分にそうやって教授は、歯科医師として貴重なことを教えてくださったのだ。

その後私はある小さな町の歯科医院の分院長となるわけだが、そこでの経験が後の人生に大いに役に立つのであった。

そして、ついに私は開業した

患者さんが来てくれないと医院は成り立たない。

あれほど、今まで「歯医者は多くて大変だ、開業しても、いまどきの歯医者に患者が来るわけがない」と言われたのに、開業する前からたくさんの予約が入り、開業してからも毎日が大忙しだったのだ。

徹底的に歯科疾患の説明をしてから治療を行ったこと、無痛治療を心がけたこと、それが功を奏したのかもしれない。

「こんなに説明してもらえるとは思わなかった」、「痛くなかったよ」、「親切に対応してくれてありがとう」という言葉をいただくようになった。

私はやりがいをもって仕事を行うことができた。

一度来ていただいた患者さんが、さらに周囲の人を紹介してくれたこともあり、自分が予想していたよりずっと多くの患者さんに来院していただいた。それが嬉しかった。

医院はいつも患者さんでいっぱいだった。

ここで開業できたこと、全てのことに感謝することができた。

開業した時は4台の診療台であったが、翌年にはできたばかりの医院を改築、増床、そして6台へと増やした。たった2台の診療台を増やすだけなのに、さらに2000万円以上の借り入れをした。

開業して4か月で非常勤の歯科医師を採用した。

そして、1年後には2人の常勤歯科医師を採用。
同時に6人の新卒のスタッフを採用した。
正職員の数は10人をすでに超えていた。
医業収入も伸び続けた。

少しずつ金銭的に余裕が出てきて、マイホームを建て、家族仲良くめでたく暮らした・・・で大体の成功物語は幕を閉じる、というのが一般的だ。

しかし、経営というものはそう単純でもないのだ。
組織が急成長する時というのは、必ずと言っていいほど、なにかしらの問題を抱える。
これはもう数々の経営者の永遠の悩みである。
たいていの場合、事業がうまくいっている時こそ、問題が起こる。
医療に関してはうまくいったとしても、目が次に行くのはそれ以外のところだ。

スタッフがどんどんやめていく

具体的に言うと、それはスタッフとの人間関係だ。
はじめはそれが良くわからなかった。

自覚症状の全くない慢性病のように、ただ粛々と心の隔たりを感じてきた。
私が、そのことに気付いたのは、人が減り始めてからだ。

人が減る、つまり辞めるということだ。

歯科医院には複数の職種の人が働いている。
歯科医師、歯科衛生士、歯科助手、歯科技工士、受付職員などで構成されている。

そのスタッフが次々と予期せぬ退職を繰り返すようになったのだ。

それも、急に。

新卒者でも早い人は3時間で辞めてしまった。

勤務時間中に突然、いなくなってしまった人もいる。

勤務して1週間、そろそろ慣れたかなぁ、なんて思っていたら、翌日、スタッフ通用口に「もうついていけないのでやめます」と走り書きしたメモが張り付けてあったこともある。

また、高校時代の調査書には全く休んだ日なんてないのに、突然体調が悪いと言って休む。出てきても表情が暗い。親から電話があって、「もう辞めさせてほしい」とのこと。

私は憤慨した。適当に採用しているわけではない。ちゃんとその人がうちの方針にあうかどうか、一生懸命適性を見ていたつもりでいたので、今時の若い人は根性がないと勝手に決めつけた。

辞められたほうはたまったものではない。

忙しいのにさらに忙しくなる。

辞め始めると、その連鎖はしばらく続く。

辞めていくのは決まって最初の3か月以内。

採用の面接の時に「やる気はあります」「がんばります」と言っていた人も、突然来なくなる。

病欠したかと思うと、すぐに「辞めます」とくる。

中には2年間一緒に働いていた人が、いきなり「明日から辞めます」と言って去っていったこともあった。

その人を育てたスタッフは泣いた。悔し涙。

これまで信じて教えてきたのに、いきなりの退職。

これまでの苦労が全て水の泡になった。

これはさすがに堪えた。

私ではなく、その教育をしてくれたスタッフ、そして、全員に対して、申し訳なく思った。

退職の理由も実にあいまいだ。「歯科より介護の仕事がやりたくなった」「通勤してみたらやっぱり家が遠いので」「親の介護をしないといけない」「持病が再発した」などと採用の時に確認したこととはまったく違う。「それって本当？」というものばかり・・・

そしてまた、一人、やめ、二人やめ、また採用・・・開業して1、2年は職業安定所に求人を出すとすぐに反応があった。しかし、どういうわけか開業して3年も経つと、その求人にも全く反応が無くなった。

とうとうやめるスタッフの方が多くなってしまい、医院そのものの運営が危うくなってきた。焦った。

求人しても応募がない

そして、ついにまったく求人に反応が無くなった。

何度もハローワークに電話をして、ちゃんと求人が出ているか確認した。担当者はちゃんと出しているし、心配ならホームページでチェックしてくださいと教えてくれた。

それでも、全く応募がない。

忙しいなかハローワークへ求職者のふりをしてもぐりこみ、ちゃんとうちの求人が出ているかどうかまで確かめた。

ちゃんと出ている。掲示板にもしっかりと張り出されている。

そして驚いたのはハローワークには駐車場に入るのが順番待ちになるくらいの人が平日から押しかけ、ロビーには、かなり多くの求職者がいるのだ。

そうだ、ハローワークだけではだめだ。もっと目につくところ、そうだ求人誌がある。新聞がある。タウン情報誌がある。

求人となると広告の枠で出すので、その金額は地方とはいえ高かった。焦っていた私は、一ヶ月に60万円もかけて求人を出した。問い合わせがあったので、ハローワークを通してくれと言ったら、それっきり。結果、反応はゼロであった。

しかし、なぜ、うちには応募がないのだろう。不思議でならなかった。呪われているのではないかとさえ思った。

途方にくれた。

いや、途方に暮れている場合ではない。毎日、死ぬほど忙しいのだ。スタッフはすでに疲弊し、足を引きずっている。トイレにもいけない。昼休みも交代でとる。

次から次へとたくさんの患者さんがやってくる。気が付いたら夜遅くまで診療している。

「痛くてたまらない」「急に腫れた」「噛めない」「昨日から何も食べることができない」そういったニーズにも医療機関の特性上応じなければならないと私は考えていたからだ。

スタッフにも医療機関である以上は、普通の仕事とは違って、休む時間が短くなること、また、夜遅くまでかかることなどの了承を得ていたが、労働時間は長く、つらい毎日が続いた。

この状況で、診療を続けると、またスタッフが辞めるかもしれない。

しかし、どうすることもできない。

私は月曜の朝に、一番恐怖を感じていた。

朝行ったら全員が辞めているという悪夢を何度となく見ていたからだ。

もうだめだ・・・そう思った私は、人材派遣サービス会社に泣きついた。

その人材派遣サービス会社は電話をするとすぐにやってきた。

経験者を紹介するという。それもすぐに。
本当だった。
担当者は頼んだ翌日には歯科医院で働いた経験がある人を連れてきた。

とても高い人件費を払って、期限付きのパート職員を入れることになった。

さらに制限が付いていた。
それは4か月以上必ず契約すること。定時になったら必ず帰宅させること。規定以外のことはさせてはならない。などと、人件費が2倍もするのに、条件だけはきっちりと守らなければならないのだ。

業務そのものは、少しは楽になったものの、低くなった歯科の健康保険の診療報酬だけではとても人件費まではペイできない。結果、資金繰りが非常にキツクなってきた。

派遣社員の中にはとても優秀な人もいたが、その逆もあった。

忙しい中、「ごめん、ちょっと手伝って！」と言うと、「そんな仕事をするように本部からは聞いていません」と言われたこともある。

大したことなど頼んでいない。
こちらとしては「困っている、少しでいいから助けてほしい」という気持ちなのだが、その人は余計なことを覚えると、また仕事が増える、とでも思ったに違いない。

一気に気持ちが沈んだことを覚えている。

だからと言って叱るわけにはいかない。
相手はよそ様の会社の社員で、その社員を派遣してもらっているのだ。
その本部とやらに告げ口でもされたら、たまったものではない。

トラブルを起こすわけにはいかない。

無性に腹が立ったが、キレるギリギリのところで我慢した。

その日も忙しい診療が終わって、冷静になった時、私は、初めて開業当初からのメンバーに感謝した。

あの子たちは絶対に仕事に文句は言わない。

なんでも素直に取り組んでくれる。

できないことがあればできるようになるまで練習する。

患者さんへの挨拶や笑顔、そして私への返事をどんな時でもしてくれる。

これだけでも奇蹟ではないのか。

もっともっと感謝するべきではないのか。

この人たちこそ、私にとって守るべき人ではないのか。

次第にそういう気持ちが強くなってきた。

派遣社員の中でもうちの雰囲気が好きな人で、頑張ってくれた人は長く勤めてくれた。契約期間を何度も更新し、気が付くと2年経っている人もいた。

しかし、そうでない人は期限が来たら、きっぱりと契約期間満了とさせていただいた。

私がお願いした人材派遣会社がたまたまそうだったのかもしれないが、派遣社員の給与が高かったことだけは覚えている。

もう少し、安くならないのか、と担当者にお願いしてみたが、「本当にそう思いますか？高くはないはずです。ボーナス出さなくてもいいので、結局は正職員と同じくらいの人件費になるはずですが」という答えであった。

しかし、経営状態を圧迫していたのは事実であったために、派遣社員ばかりに頼るわけにはいかなかった。

いつか、常勤職員だけにしないと、資金がショートしてしまう。

それでもなかなか、うちにあった常勤の応募者が来てくれない時期が続いた。

そんな悶々としていたある日、私はこう考えた。

スタッフが辞めるのは忙しすぎるからだ、現に自分だって相当疲弊している。

当時の私を振り返ると、一人で何役もこなしていたので、毎日朝早くから夜まで全開で仕事をし、そして帰ってきたら死んだように寝て、また仕事。

忙しすぎる日々が続くと疲れすぎて夜は眠れない。

明日の忙しさのことを考えると体中に蕁麻疹ができる。ストレスがたまるので過食になる。太る。持病の腰痛が日々増してくる。まさに悪循環。

そんな毎日であった。休みは一日、ぐったりとしている。夕刻になるとまた明日から忙しくなるのかと憂鬱になる。

これでは何のために独立したのかわからなくなってきていた。

この生活はいつまで続くのだろうか・・・・

そんな余裕がなかった私は、スタッフがもたもたしたり、器具を落としたりすると、必要以上に厳しくあたってしまうのだ。

スタッフがある程度の仕事できるようになるまでには、少なくても1年はかかる。一人前になるまで3年。ある程度の技術水準を求めてしまうので、当然、私の態度は厳しくなる。

教えたことができないとつい必要以上につらくあたってしまう。

誰だって初めから、そう簡単に診療介助をうまくできる人なんていない。

それなのに私の口調は厳しすぎた。

それが、新人の「やる気」を奪っていたにすぎない。

辞めないでいてくれることだけでも感謝をし続けない状況だというのに。それは理解しているつもりで、イライラする感情を抑えることはできなかった。

人が輝く医院を創る！の決意

私の気持ちはすさんでいた。

そんなある日の事だった。

顧問をお願いしている社会保険労務士の先生が私の気持ちを察してか、あるDVDの存在を教えてくれた。

きっとその社労士の先生はあまりにもうちの歯科医院のスタッフが退職を繰り返すので、私に、なにかしらアドバイスをしたかったのであろう。

DOIT!という、シリーズ。素晴らしい経営をしている会社を取材してドキュメントを映像化してDVDとして販売しているブロックスという会社のものである。

「映像で働く人を元気にしたい」という、信念のもとDVDは制作されている。

その中の一つに大阪のある歯科医院の取り組みがあった。早速、そのDVDをスタッフ全員で鑑賞することにした。

院長のY先生はとても穏やかな表情で、スタッフと一緒に働いている映像が流れた。

スタッフはいきいきと輝き、笑顔が溢れ、勤務する歯科医師はみな楽しそうに仕事をしていた。

なにより患者さんが安心した顔でその医院に集っていた。

観終わって、私はしばらく放心状態であった。

観たものが、全て信じられなかった。

私の医院とは雲泥の差があった。そしてそのDVDには番組を取材した時の資料が入っていた。

その資料には年間医業収入が記してあった。当時の私の医院の3倍の収入を上げていた。これはもうミラクルである。さらに、私は混乱した。

あのいい雰囲気の中で、どうしたらあれほど高い医業収入が得られるのか。

映像の中では院長が恐怖政治をしているようには全く見えなかった。

私ですら、その歯科医院に通院したいと思えるくらいの、サービスクオリティであったからだ。

その院長先生とスタッフともに和気あいあいとした、いい人間関係であった。

映像に映る全員が幸せな状態で仕事をしているのが良く分かった。

こんな歯科医院をどうやって作ればいいのか、どこから手を付けたらいいのか、それを考え始めた自分がいた。

休みの日が来るたびに何度もそのDVDを繰り返し観た。

メモもたくさんとった。数日間悩んだ後、私は自分が理想とする歯科医院の姿を書きだした。はじめは自分の理想そのものがわからなかった。

そんな時は、その逆を考えた。

つまり、なりたくない自分を書き出した。

すると自分のなりたい未来が見えてきた。

もうこれ以上自分を押し殺して生きていくのはごめんだ。

人になんといわれようが、自分が進みたい道を示してみた。
それと同時にわいてきたのが、働くスタッフの気持ちだ。

スタッフにとっての幸せとは？
自分がスタッフだったら、どんな職場がいいだろう？
家族にとっての幸せとは？

私は何日も何日も、ずっとこれを考え続けた。そして、答えが出た。

人が輝く歯科医院を創る。
完全週休2日制の実現。
夜間診療はしない。

結婚しても子供を産んでもずっと仕事が続けることができる環境を作る。
それでも業績は伸び続ける。

これを院長室の壁に貼り、大きな声を出して読んでみた。

「人が輝く歯科医院」まさに私がDVDで観た歯科医院そのもの。キラキラと人が輝きを放っていて、そして仕事をいきいきとしている、そんな歯科医院を創る。

そう心に誓った。

思った以上に道は険しかった

では具体的に、なにを行ったらいいのだろう。
まだまだ、混沌としていた私は次のような行動にでた。

まず、同業の先輩に聞いてみるのが一番だ。歯科医師会、スタディグループ、大学の先輩、同門の先輩に質問してみた。

「先生のところのスタッフ、感じがいいですね。ボクの医院もあんな感じにスタッフに恵まれたいのですが、どうやったらいいんですか？」すると、そっけない返事。

「別に、なにも考えてはいないよ。そんな人がたまたま入ってくれただけだよ」という答えが返ってきた。

別の先生に訊いてみた。「完全週休2日制にしたいのです。夜も早く終わって、自分もスタッフもちゃんと休みを取りたいのです」すると、「そりゃ、先生、無理だよ。保険点数が高かった頃には私も考えたけど、今は保険点数なんてすごく低いから、患者の数が勝負だよ。だから、なるべく休まず、そして夜遅くまで診療すると、患者さんもたくさん来てくれる。だから、体に注意して頑張って！」という答え。

また別の先生に訊いてみた。「先生のところのスタッフさん、みんな永く続けていらっしゃいますよね。すごいです。ボクもスタッフにずっと働き続けてほしいと思っているのです。先生はどんなふうにされているのですか。」そう質問した。

「えーッ!本当にそう思っているの?うちは結婚したらすぐにパートになってもらうことにしているんだ。人件費はなるべく安いほうがいいだろう?永く勤められると困ることもあるんだよね。ボーナスとか退職金とか、そんなまとまったお金なんかうちじゃ無理。だから、そんなこと考えちゃだめだよ。とにかく小さく、こじんまりと、細々と経営するのがコツ」そう言われた。

私はあっけにとられた。

それでも、「自分はこんな医院を創りたいのです」と他の先生にもしつこく話してみた。

私が質問した先生のほとんどが、ほぼ同じ答え。それをまとめるとこうなる。

「まず先生の理想は実現しない。まるで幻想。鶴田先生の考えはいいかもしれないけど、事業主と雇用される人は立場がまったく違う。だからまず、交わらない。とにかくこの少ない保険診療の利益でやっていくためには薄利多売でないと経営は成り立たない。目をつぶるところはつぶって、スタッフでもついてくる人だけかわいがるといいんだよ。先生はまだ若いから経営についてなんにもわかっていないんだね。あんまり悩んじゃだめよ。」

それでも、納得できなかったので、しつこく訊いたら、さすがに嫌な顔をされた。

「絶対に無理！」と言われてしまったこともあった。

これからは同業の人の意見を聞くことはやめにしよう、強くそう誓った。

そもそも訊く相手を間違っていたのかもしれない。

でも、あきらめないぞ・・・まだまだ心は闇に閉ざされている。

すっきりとしなかった。

何とかしなければならない、そう思っていた矢先、決定的な事件がついに起こってしまうのであった。

第3章

私が変わろうとしたきっかけ

「スタッフのために良い経営者になる」

医院は相変わらず忙しかった。

私は少しでも良い歯科医療を行うために多額の投資をした。必要とあれば最新の歯科医療器機を購入し、そして、セミナーや学会、講演など、機会があれば休みの日も返上し全国どこへでも出かけて行った。

歯科治療というものは日進月歩で進んでいく。必要な技術があれば、すぐに習得して、地域の患者さんに貢献することが大事と考えていたからである。

痛みが少なく、快適に治療ができるように私は技術だけではなく、レーザー医療機器や、笑気吸入鎮静法、3mix、矯正歯科治療なども次々と導入していった。

そうすることで、明らかにオペレーション効率も上がり、歯科医療も学べば学ぶほど、質が高いものになっていった。

私は、これらの投資を通して、自分の思い通りに歯科治療ができるようになり、一時的には、効率化できたとしても、患者さんはまた増えていくので、以前よりさらに忙しくなってくることに全く気付いていなかった。

採用の問題についても、医院が活性化してきてからというもの、少しずつではあるが、求人にも反応が出てきて徐々にではあるが、人も採用できた。

その頃のスタッフはみんな従順で素直な人ばかりだった。

院長を尊敬できません

ある日、私が一番かわいがっていたスタッフの一人が「院長お話しが・・・」と声をかけてきた。

「辞めさせてほしい」という。

なぜ?あんなに楽しそうに仕事をしていたのに・・・入社して1年半くらいでもう?なにがあったの?

とくにこのスタッフは笑顔が良く、はきはきとしている。働く姿勢は素晴らしく、私の自慢のスタッフの一人だった。これまで、このスタッフだけは一度も叱ったことはなかった。なのになぜ・・・とにかく理由を聞かなくては。

理由は特に無いらしい。
2回聴くも首を横に振るばかり。
3回聞いてみた。
辞職してもいいから、絶対怒らないから、そう言って尋ねた。
しばらく間があった・・・
彼女は決心したように息を大きく吸い込んで、はっきりとした口調でこう言った。
「私はもう院長を尊敬できません、だから辞めさせてください」と。
次の瞬間、私の中の何かが崩れた。目の前が真っ暗になった。
しばらく沈黙が流れたが、私は、その言葉になにも返すことができなかった。
翌日、そのスタッフはこの医院を去っていった。
とてもショックだった。

その日は全く眠れなかった。

そして、一生繰り返したくない出来事として心の中にしまっておくことにした。
この事件の後、私はすっかりヤケになっていた。

ほぼ毎日のように飲み歩いた。
禁煙していたタバコに手をだした。
学会やセミナーに行っても全く身が入らない。
休みは、オートバイで山道を走りまわって憂さ晴らしをしていた。

しかし、そうしたところで医院は一向に良くならない。

こんなに一生懸命、患者さんやスタッフのために日曜も平日も夜遅くまでがんばっているというのに、いったい自分のどこが悪かったのか、全くわからなかった。

頭の中では辞めていったスタッフのあの言葉を忘れようとしたが、どうしてもそれが脳裏に焼き付いて離れない。

なにをやっていても「院長をもう尊敬できません」、その言葉を思い出す。

ずっと心の奥底から、耳鳴りのようにふとした時に聞こえてくる。

仕事をしている時、クルマに乗っている時、学会に行っている時、子供と遊んでいる時でさえ、あの言葉を思い出す。

思い出すと、頭の中はパニックのようになった。

なぜ、あのような言葉を言われてしまったのか。

みじめな気持ちだった。

自分を変えなくてはいけない

このままではいけない、やはり私にはこの事実を葬り去ることはできない。

こんなことで負けてたまるか・・・・

そしてとうとう奮起した。

そこで私は自分という人間そのものを変えないといけないと思うようになった。

私は本当の意味で、「良い経営者」にならなければならないと感じた。

大きく方向転換しなければならない時期ではないかと思い始めたのである。

ちょうどそんな時、以前から参加したいと思っていた歯科医院対象のマネジメントのセミナーがあったので、参加してみることにした。

歯科医院の経営に関して評判が良いものだったので、安くはない受講料を支払って行ってみた。

学術系とは違い、医院の運営方法やスタッフのマネジメントに至るまでいろんなことを教えてくれる。今日は参加してよかったな、と思っていた。

そのセミナーの講師が話した後、すばらしい歯科医院を経営しているというある医療法人の理事長がゲスト講師として登壇した。

私は思わずアッと小さな声をあげた。

以前私がDVDを観て驚愕したあのY先生、その人であった。

あの驚きの歯科医院を創ったあの先生が、笑顔で講演を始めた。

Y先生のこれまでの道のりと、スタッフの笑顔のスライドを見ていると、自然に涙がこみあげてきた。

やはり、自分の理想とする歯科医院は実現できるのだ、そう直感的に感じた。

自分に足りなかったものが少しずつ見えてきた。

誰のために経営していたのか・・自分のためだけだったのだ。患者のためというのは嘘っぱちだったのだ。

自分の欲望を満たすためだけに歯科医院を経営していたのだった。黒字経営をするため、自己満足のために私は全てのエネルギーを費やしていたのだ。

開業してもがむしゃらに医療技術を学んできたことは単なる自信の無さを埋めるためだけの手段にしか過ぎなかったこと。忙しいくらい患者さんが来ているからと、ちょっとした成功者気分に浸っていた自分を恥じた。

セミナーが終わって、しばらく私は放心状態であった。

すごろくでいうと、またふりだしに戻らせたような気持ちになった。

自分自身に真摯に向き合うしか方法は無い、私はそう思った。

そこで、過去の自分に決別するために「自分探しの旅」にでることにした。

第4章

自分探しの旅

「自分を変える」の覚悟を決める

自分の意気込みをスタッフにプレゼン

「自分探しの旅」と言っても男一人でさすらいの旅に出たわけではない。

私は自分に素直になって向き合い、自分に足りなかったもの、改善できることを全てやってみようと考えた。

なにか絶対に出口はあるはず、自分ではわかっていないけれど、きっとなにか新しい自分に会えるような気がしていた。

しかし、どんな道を選び、歩けばよいのか全くわからなかった。だから自分と向きあってみようと決めた。とにかくなんでもいいので、無我夢中でやってみよう、そして今までの自分を捨て去ってみせる、そんな心境だった。つまり覚悟を決めたのだ。

期限を決めた。5年にした。この5年でなにも変化が起きなかったら、自分はあきらめよう。経営者としてのセンスは無く、一人のさえない町医者として生涯を終えるのだ。

赤字をださない程度に、普通の歯科医院を経営する。

それも悪くはない。

やるだけやってダメなら自分には経営者としての素質は無かったとあきらめる以外はないのである。ただそれだけだ。

まず、受講したセミナーのノートを整理した。何度も読み直しながら、パソコンのソフトを使ってプレゼンを作った。

思いつくまま、今の気持ちを正直に書いた。
これまで技術系の論文のプレゼンは多く作ったが、こういうものを作るのは初めてだった。

そして、何度も何度もプレゼンを読み返した。そして、とうとうミーティングの日。
私は5人のスタッフの前でプレゼンを始めた。

これから始まる医院の改革にスタッフはきっと賛同してくれるはず。
そういった期待があった。

振り返ってみると、これまでミーティングというと、私の独演会だった。さんざん、自分の思い付きで話をした。「あれができていない」「これができていない」「あれも壊した」「練習不足」「勉強が足りない」そんな話が延々続いて、最後に「何かありませんか?」とスタッフに聞くと誰も何も言わない。

今考えれば当然である。そこで、意見など言えない雰囲気を作っていたのは紛れもなく私自信であったからだ。

それはミーティングではなく、スタッフにとってはとても苦痛な時間であっただろう。

私はその流れを変えるべく、プレゼンテーションをあの素晴らしいセミナーの講師のようにやってみたかった。そんな思いであった。

その日のミーティングは、アスクルで購入したばかりのスライドプロジェクターにパソコンをつなぎ、スクリーンは無いので、ホワイトボードに投影して私は話を始めた。慣れないプレゼン、途中何度もつまづきながら、なんとか話をつなげていった。

この場では感情を押し殺し、ちゃんと伝えたい事を理解してもらうことが目的なので、ひたすら伝えることに専念した。

口調はこれまでとは違い、なるべく理論的に話すことを心掛けた。話した内容はこうだ。

①人が少なくなった。過労から脱却するには技術を上げるしかないから勉強会やトレーニングの時間を増やそう
②患者さんに愛される歯科医院を創るにはどんな取り組みをしたほうがいいのか
③スタッフに愛される歯科医院創りをするにはどんな取り組みをしたほうがいいのか
④そのためにプロジェクトを組んで取り組みを決めよう・・・・具体的には・・・

これらの内容を全員にむかって約1時間、私は必死に話をした。

自分では全力を尽くしたつもりであった。
スタッフも真剣に聴いてくれていた(ように感じた)。

「さあ、ここからだ」この第一歩に、私は勝手に手ごたえを感じていた。

ちょうど帰ろうとしていた時、院長室のドアをノックする音がした。チーフだった。

彼女は5人のスタッフの中核で、歯科衛生士業務は高いスキルも高く、患者対応もとても親切で、チーフとしてみんなをまとめてくれていた。

そのチーフの唇が震えている。鼻が赤くなっている。表情が乏しく、目には涙を浮かべている。院長室に入ってもらい、椅子に座ってもらった。

私は体調が悪いのかと思い、「どうした、大丈夫？」と聞いた瞬間にチーフの目から涙がぽろぽろぽろと流れ出た。彼女は泣くのを必死でこらえていたのだ。

それからは何を尋ねても、答えてくれなかった。

何かを言おうとしているのだろうけれど、声にならない様子だった。結局、そのまま何も言わず院長室を出て帰っていった。

私は何がいけなかったのだろう・・その日はずっと眠れなかった。なにか、ボタンをかけ間違えたのか。

もう一度プレゼンを見直したが、そんなことはない。
チーフはきっと私の考えに賛同してくれるはずだ。
そう考えれば考えるほど、見たこともないチーフのあの表情に私は戸惑いをずっと感じていた。

チーフから届いた手紙

その翌日。チーフが出勤すると院長室をノックした。制服を着ていたので、私は少し安心した。もしかしたら辞表をもってくるのではないかと思っていたからだ。

「院長おはようございます。昨日はすみませんでした。本当はちゃんとお話したかったのですが・・・時間がある時で結構です。この手紙を読んでいただきたいのです。お願いします。」そう言ってチーフは私に手紙を渡した。

診療に入る前、私は手紙を開封し食い入るように読んだ。

きれいな字で便箋4枚にも及んだ。

その手紙には、こう書かれていた。

プレゼンまでしてくださったのに、私たちにはまだまだスピードが速いように思えます。まだ、みんなのスイッチが入りきっていないのは私のせいです。すみません。院長がめざしている「よい医療を行う。スタッフに愛される歯科医院を創る」それには私も大賛成です。プロジェクトもみんな真剣に考えています。

私はその手紙を読んで、みんなに申し訳ないことをしたと本気で思った。いちばん変わらなければいけないのは自分なのに、少ない人数で精いっぱい頑張っているスタッフに変化を強要していたに過ぎなかったのだ。

こんな最低の自分についてきてくれるスタッフ、チーフ。きっとチーフは解雇される覚悟でこの手紙を書いたに違いない。

昨日の涙は、私にスタッフみんなの現状を伝えたい一心であったが、どう伝えていいのかわからない、苦悩の涙だったのだ。

伝えたいけれど言えない悲しさ、ついていきたいけれどついていけない現実、そういったことが全てチーフを混乱させてしまったのだ。私はその時、スタッフを理解しようなんて全く思っていなかった自分を恥じた。

きっとチーフも寝ないでこの手紙を一生懸命書いたにちがいない。

その時にこう思った。
なにもセミナーで言っていることを全てやる必要なんて無いのだ。

自分は自分。自分にできること、スタッフにできることをただ、それだけを一生懸命やればいいのだ。自分らしい医院をつくろう。

己の覚悟のなさを恥じた。

自分にとってなにが幸せなのか。
自分だけではなく、その周りも幸せでなければそれは私の幸せではない。

自分は絶対に幸せな歯科医院を創る。
スタッフにも幸せになってもらわないといけない。
もちろんそこに集う患者様にも。
必ず、いい歯科医院を創って見せる。
絶対にあきらめないぞ、そう心に誓った。

その日の夜、診療が終わって、チーフに手紙を書いてくれたことに対してお礼を言った。

そして、これから自分が暴走しはじめたら、遠慮せずブレーキをかけてほしいことを伝えると、チーフははじめて笑顔を見せた。

「私の努力不足ですみません、院長」とチーフは口にしたが、私はこのチーフが周りの環境ではなく、自分に指を向けている、その姿勢に心を打たれた。

当時のチーフは28歳。

患者ひとりひとりに対する気遣いや心配りも群を抜いており、チーフの周りはいつも笑顔であふれていた。

スタッフも患者も全て。それだけではない。

後輩の育成においても愛情をかけていた。自分の知識や技術も惜しみなく伝えていた。そこにもっと気づいて、ほめてあげるべきであった。

こんなことがあった。まだまだ私がスタッフに感情で接していた頃のことだ。経験が浅いスタッフが私の診療のアシストにつくと、決まってそのスタッフを技工室へ呼び出し「なぜ、できないんだ！いい加減にしろ！」と叱っていた。

スタッフルームでは「院長ひどい！あんなに言わなくてもいいのに」と言っていたスタッフに「ちょっと待って、あなたのバキュームの持ち方、間違っていたよ。院長から怒られるのは当たり前よ。でもね、練習すればきっとうまくなるから、今からやろう！私が手伝ってあげるから」そう言って、診療が終わってから、後輩の育成をしていたというのだ。

そんな人材に私は運よく恵まれた。

いちばん感謝しないといけないのはこのチーフであると私は思っている。

それからはチーフの力を借りながら、意見を聞きながら、いろいろなことに挑戦することにした。

第5章

スタッフを信頼するためにとった行動

スタッフが活き活きと働ける環境を作る

完全週休2日の実現に踏み切った理由

今でこそ、少しずつ増えてきたが、当時は完全週休2日という歯科医院は圧倒的に少なかった。

大半が休みは日曜日・祝日だけ。土曜日午前中は診療、というところが多い。

うちではそれまで、水曜午後と日曜日のみが休みであった。

そうすると、水曜日の午前中にたくさんの電話が鳴り、終わるのが午後4時頃。当然昼休みも無い。翌日も疲れがとれないまま診療ということになる。

しかし、週休2日ではどうだろう。

疲れも十分にとれ、回復した状態で診療に迎えるのではないかと考えた。

次に夜間診療。今や都市部に行くと当たり前のように夜9時、10時まで診療している歯科医院が多いことに驚く。

開業当初は夜7時30分まで患者を受け付けていた。だからそれほど夜間診療というわけではない。しかし、新患の受付けを7時30分まで行うと、結局、治療が9時くらいまでかかる。そこから後片付けを始めると帰りは10時くらい。毎日がこういう状態、それが問題だ。

それが毎日続くと、辞めたいと思う気持ちもわからなくはない。

では、少しでも早く診療を終えるにはどうしたらよいか。

□スタッフを増やす
□患者のアポイントを制限する
□技術水準を落とす
□説明をしない

ここで考えた。

私は歯科医師として、技術水準を下げること、説明に手を抜くなどということはできなかった。

結果、スタッフを増やしてオペレーション効率を上げることに力をいれるしかない。そのためにはスタッフが辞めずに、活き活きと働くことができる環境を整備する方法を選んだ。

そして、もう一つは患者のアポイントを制限する。

これは大きな課題だった。

忙しさの根本をよく考えた。
どんな時に多忙を極めるのか・・・
それは急患だった。

アポイント帳を眺めていて気が付いたのだが、一番忙しい時間帯になって、「痛くなったから今日すぐに診てほしい」という人が多いことに気づいた。

痛くなってから歯科医院を訪れる人というのは「とりあえずここだけ」が多い。
たいてい虫歯が大きくなって神経まで達しているものが多い。
一度や二度の来院で完治できるものではない。

他にもたまたま痛みという症状が出ていない虫歯も多く存在する。

歯周病も進んでいて、もうどこから手を付けてよいかわからないという人だっている。

風邪などは放置していても自分の免疫力で治ることもあるが、虫歯や歯周病が自然に治ることはまずない。

とりあえずの歯科治療の繰り返しが、歯の本数を減らし、噛む機能を低下させていっている。

それがさらに、胃腸の疾病、糖尿病や高血圧に発展している場合も多々ある。

忙しいと理由をつけて、歯科疾患を放置する人・・・・

我慢できない痛みになってから、しぶしぶ歯医者にやってくる。

もちろん、そうなるまでにはほとんどの場合、なにかしら兆候がある。

痛みをとるには、治療も「抜髄」という歯の神経をとる難しい治療を、しなければならなくなる。

炎症もあるわけだから、局所麻酔を効かせるだけでも大変である。

非常に時間がかかる。

これを予約診療で行うのであれば、そうでもないが、「痛いからすぐに」と急患対応で行う抜髄ほど、歯科医師の気力と体力を奪うものはない。

「急患できた場合は手当があるんじゃないの?」、「難しい治療ならなおさら診療報酬も高いんじゃない?」そう思った人もいるかもしれないが、そんなことはない。

この抜髄処置の診療報酬は先進国の中でも日本は極端に低い保険点数なのである。

きちんとやればやるほど、赤字になるといっても過言ではないほど。

仮に、抜髄の患者だけを診ていたら医院は一週間も持たずに倒産するくらいの保険点数の低さである。欧米の10分の1以下の診療報酬と言われている。

歯科医師に対しての国の評価は恐ろしく低いままである。

この悪循環がいかにこれまで多かったか、それに私は驚いた。

歯は痛くなければそれで良いと思っている人が少なからずいる。

そこが残念でならないが仕方がない。

つきあう患者を選ぶ

私はさらに、分析を重ねた。

日本の場合、歯科医院を訪れる人が10人いるとしたら、6人：2人：2人に分類される。

その内訳は・・・・

6：2：2＝普通の人（6）：歯はとても大事だと思っている人（2）：歯なんか痛くなければそれでいい（2）

この初めの6割の人は歯の大切さや予防について説明すれば、十分に理解し通院をしてくれるグループ。しかし、なにも情報を与えないと、歯にトラブルが出た時だけに歯科医院に行くことになる。

しかし、その反対に、口腔内写真、病態図やレントゲン写真をどんなに見せて説明しても、自分の都合で予約を無視して来院しなくなる人だっている。それが、最後の2割のグループ。

真ん中の2割のグループは、すごく歯の健康に気を使っていて、たとえ歯科医師が詳しい説明をしなくても、ちゃんと定期健診にも通うほど、歯に対する意識が高い人。

この3つのグループの中でどの人たちと付き合っていきたいかをじっくりと考えた。

本当は全部の人。自分の医院を選んでくれた人とは全て、付き合わないといけないのであろう。それが医の仁術であると思っていた。

しかし、この状況のまま、仕事を続けていたら、間違いなくスタッフは辞めていき、最後は私一人になる。

そして、私も病気になるまで働きバチのように働き続けることになるだろう。最悪、場合によっては過労死だ。

もし、私が死んでしまったら、これまで私を信じて通ってきていただいている患者さんに申し訳ない。これでは死んでも死にきれない。

だから、今ここで私は選択しなければならない。

どんな患者さんと付き合いたいか・・・・その答えは出ていたが、私はどうしても、ふんぎりが付かなかった。

そこで、まずリストを作った。

これまで、治療計画を立てていたにも関わらず、急にキャンセルをして来院しなくなった人。
普段は予約を守らないくせに、痛い時だけ突然来る人
予約も取っていないのに、痛いから待たせないでくれと言う人
忙しいから、自分だけ早く治療を済ませてくれと言う人
平気で予約時間に遅れてくる人
予約時間通りに通さないと怒る人
来てやっているという態度の人

つまり、自分にとって都合のよいことしかしない人達、空気を読めない人、わがままな人など、それらを全て書き出し、睨みつけた。

その後、大きく息を吸い込み、その紙を院長室のシュレッダーにかけた。ザリザリザリと言って、そのリストは細切りにされていった。

「付き合いたくない人とは付き合わない」、それはシュレッダーのザリザリザリという音にともに、私の心の中で強い決意へと変わっていった。

診療時間を減らしたわけ

その後、私は思いきった行動にでた。

診療時間を減らしたのだ。

それも、数か月ごとに15分ずつ短くしていった。

歯をあまり大事にしていない人たちが、急患で来院するパターンを分析した。

大半が診療時間を遅くまでやっているからと、うちを選ぶのではと考えた。数えてみたらその通りであった。

歯に対して意識が低い人のもう一つの特徴は、なにかと平気で歯科治療の予約をキャンセルすることだった。ひどい人になると無断で歯科治療の予約をキャンセルする。

そのキャンセルが最も多いのが、17時以降であることも分かった。

つまり、私が最も付き合いたくない人たちによって、この一番混雑する、忙しい時間帯を占領されていたのであった。

診療時間を短縮したことで、来院ができなくなって困るという「歯に対して意識が高い人」には、特別に私自身が居残ってフォローをするようにした。

しかし、数か月も経つと、そのような患者さんも、ほとんどが転院せず、私の医院の診療時間に合わせて来院してくれるようになってきた。

「遅くまで開いているから便利」、という理由で選んでくれていた患者さんではなく、自分の歯科医院での治療を選んでくれている人だけに、集中して仕事をすることにしたのだ。

そして、思い切って、半日診療をしていた水曜日を、終日スタッフとともに休診日とした。

休みは水曜日、日曜日の週休二日と、診療時間短縮はこうして行われたのであった。

現在のところ、患者予約時間は17：00まで、診療終了は18：00ということが実現できている。

疲労からの解放で夢ではないか？と疑うような成果が・・・

それを機会に私は、誠心誠意を尽くして大事にしたい患者さんに、エネルギーの全てを注ぐことができるようになったのである。

診療時間を短くすることで、もうひとつ驚くべきことがあった。全体の医業収入が上がったのである。

不思議だった。

私は経営がどれだけ苦しくのなるのだろうかと、不安でたまらなかったが、その医業収入が少しずつ上がっていくグラフを見るたびに、頬をつねって夢ではないかと確かめた。

しかし、今ならよくわかる。

診療時間を短くすることで、過労から脱却できたため、その分患者さんに対して力を注ぐことができた。説明する時間も増え、患者さんの歯に対する意識が上がっていき、健康保険が適応されない範囲の診療、つまり自由診療を選ぶ機会が増えたためだ。

自由診療は保険診療と比べ、相当の技術が必要である。

当然、疲れた時間帯にそのような高度な治療はできない。

良い仕事をするには、よい環境でないといけないということにようやく気づくのである。

産休育休制度を作った理由

次の課題は、産休育休制度であった。

開業して数年しかたっていなかったが、数名のスタッフが結婚前に妊娠して辞めていった。

本当はもう少し続けてほしかったのだが、さすがに妊娠初期のつわりがある時に無理に仕事をしてもらうわけにはいかない。

休ませると、さらに業務は多忙を極める。

結果、そのスタッフは退職という形になる。

しかし、もし、はじめから産休育休制度があって、子供を出産しても働くことができる環境であるとしたら、女性が大多数を占めるこの職場でも長期的に雇用が実現できるのではないだろうか。

よく結婚や、出産をしたらパートタイマーになるという話を聞くが、私はそのことに違和感があった。

出産は女性ならほとんどが体験する。

それを承知の上で、正職員で採用をかけるわけだし、歯科医院の業務というものは、専門性が高い。採用してユニフォームを着てもらったからと言ってすぐに仕事ができるようなものではない。

一人前に成長するまで、最低でも3年から5年くらいはかかる。

ちょうど、そんな時に妊娠して仕事を辞めてしまうというのは、とてももったいないことだと私は思っている。

だから、辞めてほしくない。

もちろん育児と仕事の両立は大変難しいこと、私は自分の母親を見て知っている。

私の母親は高校の教師をしていた。

仕事を頑張るあまりに、2回も流産したという。

3回目の妊娠で私が生まれたわけだが、私が生後3か月の時にはすぐに仕事に復帰したというから驚きだ。

父兄懇談会の時、そのことを生徒の保護者が知って、涙を流していたという。

小さい時から、私の授業参観、遠足などに来てくれるのはいつも祖母であった。帰ったら祖母がいた。祖母はいつも私の世話をしてくれていた。

でも、私はちっともうれしくなかった。

母親の勤務する高校で定期試験がある日だけは母親は早く帰ってきてくれていた。その時、私は大きな声で「ただいまー！」と叫んで玄関で靴を脱ぎ捨て、母親のところに走って行ったものだった。

それくらい、母親の存在は子供にとって偉大なものなのだ。
子供にとって産みの親ほどかけがえのない存在は無いのである。

だから、私は自分の医院のスタッフの子供が絶対に私と同じさみしい思いで幼少期を過ごすことだけは避けたかったのである。

だから、産休育休が終わったスタッフは、17時40分で帰宅させることにした。
あるスタッフはこういった。
「保育園、19時まで預かってくれるから、18時30分まで働かせてください」と。
私は「それは、ダメ」といった。
子供は母親を待つ時間はさみしいことを知っていたからだ。

私はよく、「○○さん、○○さん、○○さんは17時40分になったので、上がってください」と言うことにしている。
その時間に患者さんが多いわけだから、彼女たちは帰りにくいに違いない。
だからこそ、院長がそこで、指示を出すべきなのだ。

そこまでやらないと、子育て中の人たちを守ってあげることはできないのである。

産休育休は長くても1年だ。
優秀なスタッフに1年も休まれると、目先大変かもしれないけれど、長い目でみたら帰ってきてくれて、医院のために活躍してくれる。

復帰しても、院長や仲間に大事にされていることを皆知っているからだ。

私の医院の行動規範には「公私を問わず助けあう」ことが書いてある。
公私を問わずというのはこういうことを指すのである。

医院のために働いてくれる人を幸せにするのが経営の目的ではないかと私は考えた。
産休育休は誰もが幸福な時間を過ごし、且つ「医院の発展」が約束される。
業績が伸びれば全員の給与を上げ続けることができる。
新しい診療機器が購入できる。
さらに、学会やセミナーに出席することができる。

いくら良い組織ができても、業績が上がり、働く人達が心身的、経済的にも豊かにならないと真の幸福は訪れない。

人が輝く歯科医院を創ろうとしたら、人が辞めない歯科医院を創らないといけない。

そのためには、まず労働環境を真剣に考え、改善に力を惜しまないことにした。
それはスタッフにだけではなく、私自身にとっても達成しなければならないことであった。

第6章

経営に必要な、人が優しくなれる8つの行動

8つの行動

騙されたと思ってやってみてほしい

これから8つの取り組みをお話しする。この中の取り組みを知っている人もいるかもしれない。

普通と同じことをやると普通の結果しか生まれない。

初めて行う時の勇気、やってみようと思う情熱、それを感じてもらえば私は嬉しい。
まだやっていないことがあったら騙されたと思ってやってみてほしい。
嘲笑されるかもしれないけれど、やってみてほしい。

きっとあなたのチームの雰囲気はよくなるはずだ。

ステップ1　異業種セミナーに参加する

歯科医師が外で勉強する学術会議や講演会、セミナーは、歯科医学に関連するものが大多数である。私はその壁をぶち破ることにした。

これには相当な勇気がいったが、それほど必死だったのだろうと思う。

異業種交流会などのパーティーとはちがって、異業種の方と一緒に学ぶセミナーがあることをご存じだろうか。

私が参加したのは、「素晴らしい経営の実現をめざす実践学習会」ブロックスというDVD制作会社が主催するセミナーである。

ブロックス　http://www.doit-fun.jp/

これは年間を通じて4回コースである。全国6つの素晴らしい企業に訪問しながら、「人と経営研究所」所長大久保寛司氏にファシリテートしていただくといった内容である。そこにスタッフと2名で参加した。

はじめが長野県伊那市にある伊那食品工業株式会社。この会社は寒天が中心の食品製造会社である。53年間、増収・増益・増員を果たしている。従業員の愛社精神・就業満足度が共に高く、私が見学に行った年は求人倍率が200倍とのことだった。また、経営の模範を学びに全国各地から見学者が絶えない。一流企業の役員も訪れると聞いている。

歯科衛生士 森 恵里子（仮名）

森 恵理子は歯科衛生士6年目。この伊那市でのセミナーに一緒に参加してもらった。会社見学の前に、一日を通じて講師の大久保寛司氏（人と経営研究所所長）からの講義と参加者の自己紹介があった。森の番になった。

大久保氏はニコッと笑って森に「あなた、仕事は楽しいですか？」と言った。森も笑顔で「ハイ！楽しいです」と言った。私は嬉しかった。

大久保氏の講義の後、伊那食品工業株式会社の塚越寛会長の話しをお聴きした。もちろん、塚越会長のお話は素晴らしかった。

それよりも、驚いたのは、社員さんを囲んでのセミナーであった。

会社を見学した後、参加者から次々と質問がでる。

会社の見学と言っても、その会社の規模や、製造ラインを視察するのではない。朝の清掃活動から、ラジオ体操、朝礼、そして仕事をしている社員さんの仕事への姿勢や雰囲気を直接肌で感じるのが目的だ。

実際にその場に入ると分かるが、その職場の中には、澄みきった空気感がある。誰もが穏やかな雰囲気と澄みきった笑顔で、活き活きと楽しそうに仕事をしている姿があった。

参加した全国各地の経営者たちは驚きの表情を隠せなかった。

「なぜ皆さん、そんなに楽しそうなのですか？」・

「毎日成長できるからです」

「なぜ、そんなに活き活きと働けるのですか？」

「困った時は、みんなが助けてくれるのです」

「でも、仕事がいやになる時はありませんか？」

「仕事は嫌になったことはありません。上司が私に仕事をいつも任せてくれるので、その期待に応えたいのです。仕事は毎日がとても楽しいです」

「今の会社の課題がひとつくらいあると思うのですが・・・・」

「はい、それは、私の能力が低いことです。私がもっと出来ることはたくさんあると思うのです」

「あなたの夢は？」

「ハイ、上司の○○さんのようになることです」

ここまでくると、もう参加者は完全にノックアウトされた状態だ。

次の質問はもう出ない。

その会社と社員が目指す方向に全くブレがなかったのである。
そこには、雇う、雇われるという感覚は、微塵も感じられなかった。
ちなみに、その研修室の中には、代表取締役を含め会社役員は誰一人いない。
そこで淡々と、ファシリテートする大久保氏。
社員も当日、いきなり指名された、新入社員、中堅、ベテランの3人である。
この勉強会の打ち合わせは当然のように全くしていないのである。
それなのに、誰もが堂々と笑顔で話をしている。
人が輝く組織は人の意識で成り立っていることを実感できた。

そして森はその学習会で学んだことを私と一緒にスタッフに伝えるべく、ムービーを作成した。このムービーの内容こそが大久保氏の伝えったかった本質に迫るものであった。

このムービーをお礼にと後日、大久保氏にお渡しした。

数か月を経た時、突然大久保氏から連絡があり、あのムービーが素晴らしいので近い将来、院長と森さんに講演してほしい、そうおっしゃっていただいた。

このムービーはよく講演で上映するが、多くの人に感動してもらえる。時折、塚越会長もこのムービーを講演会などで上映されるらしい。光栄に思っている。

異業種の方と話をすると、みなさん似たようなことで悩んでおられる。

意外であったが、自分としては安心したし、以前、同業の先生方にアドバイスいただいて無理と言われた事柄でも解決している経営者の方々も数多くおられた。

やはり私が目指す経営は幻想ではない。無理ではないのだ。

できるのだ！

伊那食品工業を見学して、社員さんの笑顔に触れ、私はそう確信した。

この「素晴らしい経営の実現をめざす実践学習会」に参加して最も良かったことは、自分が業界の常識に囚われすぎていたことがわかったことだ。もっと広い世の中と素晴らしい経営をしている現場の雰囲気に直接触れる体験が、自分の道を照らしてくれた。

歯科業界ならずとも、異業種交流ができる勉強会は定期的に行ったほうがいい。お金と時間はかかるが、それが医院の文化を構築する一つの大きな力になることは身をもって体験した。

付け加えるが、院長だけがそこに参加してもあまり意味が無い。スタッフを連れて行くことが重要である。

スタッフに、他の参加者と交流し、訪問先がどのようにしてよい会社経営を行っているかを見て、感じてもらうことができる絶好の機会だからだ。なにより広い視野を持つことができるのが、一番だ。

行き詰った、何をどうしたらいいのかわからない、そんな時は素晴らしい経営を実現している会社を訪問できるセミナーの受講を私は強くお奨めする。

ステップ2　面談を行う

スタッフと話す時間が必要だと考えた。

このスタッフが何を考え、何に興味を持っていて、どんなふうに仕事に取り組みたいのか、家族のことなどプライベートなことだって一緒に話すようになってきた。

「仕事で一番大事なことって、どんな仕事をするのかではなく、誰と働くかということです」。

これは徳島市に本社がある西精工株式会社の西泰宏さんがおっしゃった言葉である。

この言葉を聞くと確かにそうだなと感じる。

「ここにいてもいいんだ」「働く場所がある」ということ。

スタッフは自己重要感が最も敏感だ。

職場を辞める人の多くが、人間関係が原因だという。

人間関係が冷えると自己重要感が失われる。私もそんな経験をしたことがある。

「お前なんていてもいなくても同じ」「代わりは他にもいる」そう思っているリーダーは必ず態度に出る。

するとそれが伝わる。そうすると職員は仕事への意欲が急速になくなっていく。

そして退職へと追い込まれる。

たとえそれが本人の思い込みや、勘違いであったとしても。

大切なのは「あなたがいてくれて私は嬉しい」、「あなたと一緒に働くことができて幸せ」、「あなたでないとこの仕事はできない」ということを思っているだけではいけない。

それを伝え、行動しないと。

ではいつやるのか・・・やはりしっかりと一人ひとりに会って話をする時間を確保することだ。そんなことはできない。それをやったら職員になめられる。などという人もいるかもしれない。

しかし、それは逆だ。リーダーとして人間力を上げるチャンスなのだ。仕事のスキルに厳しい職業こそ、この面談は有効だ。やってはいけないことは「説教」。

本人を非難すること。仲間を批判すること。面談でやるべきことは、人として頑張っていることをねぎらってあげること。それに尽きる。

話は基本的によく聴いてあげてほしい。聴いている途中で遮ったり、自分の考えを押し付けると信頼関係がなくなるので、面談をする時は、ちゃんとその人のことを思いやってあげてほしい。

講演でこれを話した後、こういわれた。

「いやー、うちはたまに職員と飲みにいっているから大丈夫なんですよ！」飲みに行ってコミュニケーションをとるのもいいかもしれない。部下におごる。それもいいかもしれない。否定はしない。

定期的に何人かのグループと一緒に飲み会をする。それもいいと思う。

しかし、私は酒に弱く、すぐに酔っぱらってしまうので、部下としっかりと話すことができない。そうなると、酒の勢いでいろんな小言を言いかねない。

よく聞く話だが、上司が部下に「最近の仕事について、お前、なんでもいいから言ってみろ」といって、部下が本音を言う。

例えば「最近、忙しすぎるので疲れがなかなかとれないんです」と言ったとしよう。

きっと私なら酒の席では、こう言ってしまうだろう。「まだ若いのになんだ。そのくらいで疲れるなんて！俺が若い頃はなあ・・・」すると部下へのねぎらいどころか説教の場へと発展してしまう。

昔の話をして自慢するということは、そもそも、部下を自分より格下であると思っているからである。その自慢話に目を輝かせて聴く部下もいるかもしれないが、私はあまりお勧めしない。

下手をすると地雷を踏む。せっかく頑張っている部下の気持ちを傷つけてしまうこともある。だから、面談は素面《しらふ》でやる。

面談を行うためには、日程を前もって確保する。

ちなみに私はかなりの口下手だ。

最初は、何をスタッフと話したらよいかわからなかった。一貫性が無く、行き当たりばったりの会話だけだった。なんともぎこちなかったことを覚えている。

その頃は、話したいことを箇条書きにして伝えていたが、途中からスタッフに翌月に達成したいことを書き記して持ってきてもらうことにした。

つまり月報だ。これには翌月自分が達成したい目標を3つ書く欄があり、前月との比較ができるようになっている。それこそ自分で決めるので、たいていのことは達成できる。

この小さな成功体験を通して仕事に充実感と達成感を感じてもらうことができる。

達成できたら必ず褒める。

そうするとスタッフはとても嬉しそうだ。

また、目標設定が決められない人にはアドバイスをしてあげることができる。

ある程度スキルがついてきた3年目くらいの職員はその次の目標に困惑することだってある。

それはむしろ喜ばしい。その時こそ、リーダーは次の展開や、理想の状態について熱く語る。自分はその中で何ができるか、本人は必死で考える。するとそのスタッフの次の目標が見えてくる。

また、その月報には、今月あった良いこと、そして、今悩んでいることなどを自由に書いていい欄がある。

「○○さんから、あなたに出会えてなかったら、私の歯はもうなかったかもしれない、いつもありがとうね！また、定期健診楽しみにしているよ、と言われて嬉しかった」などと書いてあると、私も一緒に喜んであげることができる。

気が付けば一時間程度はふつうにスタッフと話をしていることも珍しくない。

新入職員からベテランまで、一日3～4人。正職員20人以上と話をするので、結構な時間になるが、これは緊急のことではないものの、とても重要なこと。

よく、歯科医院の院長先生は、患者さんの口腔内の予防メンテナンスには精を出すが、スタッフの心のメンテナンスには力を入れないと聞く。

見学においでになった院長先生が、「医院のスタッフが何を考えているのかさっぱりわからなくて・・・・」と相談があるが、「面談はやっていますか？」と訊くと、ほとんどがやっていない。

スタッフと面談するのは入所前の採用面接くらいだという。

それでスタッフとの良好な関係が得られないのは当然のことだろ私は思う。

月に一回の面談以外に、スタッフの本当の気持ちを理解できるチャンスはない、そう思ってほしい。

逆に、月報の提出やリーダーとの面談などは、歯科医院ではなく普通の会社であれば、どこでもやっていることだ。特別なことではない。

私の言う面談とは、スタッフの本当の気持ちを理解するためのものなので、雑談だけで終わることだってある。つまり、今、どんな気持ちで働いているのか、どんな状態でいるのかをスタッフから話を聴くだけでもいいのである。

大丈夫、うちのチームはみんな元気だから、別に時間まで割いて面談なんかしなくてもいいという院長先生だっている。だけど、大丈夫と思っていた人ほど、意外と深い悩みを持っていることだってある。

ベテランだけではなく、新入職員であっても、院長に話したいことが山積みになっている場合もある。話を聴いてほしい、ただそれだけの人だっている。それを聴いて、共感してあげればいいじゃないか。

月に一度こういった時間を設けることがとても大切で、私はずっと助けられている。

なにもそこまでやらなくても・・・と言う人、まだいるかもしれない。

忙しい、時間がもったいない、そう思う人もいるかもしれない。

でも、だまされたと思って私が言うようにやってみてほしい。

最初からうまくは行かないけど、チームの雰囲気はとても良くなるはず。

これを、10年、15年と続けていくと、強固な人間関係が構築される。

月に一回でいい。忙しい毎日かもしれないが、スタッフと一緒に話す時間を確保して、面談を当たり前のように続けてほしい。

私の手帳にはその日程が書いてあり、面談する日はなにも予定を入れないことにしている。スタッフと月に一回面談することが良い経営を行う最優先事項であると言っても過言ではない。

この月一回の面談をしないでおいて、「スタッフのモチベーションが上がらない」などという経営者は、本当にその組織を良くしようという認識が欠けているとしか、私には思えない。

ステップ3　サプライズをチームの文化にする

このサプライズは私にとっては組織がまとまるために欠かせない。

心が仕事以外で通じ合うことこそが、人間関係で最も重要だ。

サプライズを仕掛ける時は、その人に喜んでもらうことに力を入れるし、その人が感動している様子を思い浮かべるほど人への思いは深くなると私は断言する。

第一、サプライズは楽しい。

そのサプライズもできるだけ強烈なものがいい。本人だけではなく全員が涙で顔がぐしゃぐしゃになるくらいのものをご紹介しよう。

あなたの組織に新入職員はいるだろうか。できれば学卒新人がよい。

その下準備は学校の卒業式からはじめよう。卒業式のその日に花束と全員からのお祝いの寄せ書きを持参しよう。

みんなでお金を出し合うと結構大きなサイズのものが購入できると思う。それを持っていく。周りはそれを観てぶっ飛ぶこと間違いない。

卒業式の日に花をもらうのはクラブの後輩からが圧倒的に多い。まさか、就職先から卒業祝いの花を贈られるなんて誰にも予想がつかない。卒業式に行くことができなくても自宅へ送り届けることだってできる。

卒業式で手渡すのが最も気持ちが伝わることは間違いない。贈られた巨大な花束はその人がこの組織に入ってくれることを熱烈歓迎していることを表す。

次は入所日。この日ほど緊張することはない。

私の組織は医療機関である。当然、スタッフであれば治療を実際に見学することになるのだが・・・・もちろん手術など観血的なことは日常茶飯事。

慣れないため過呼吸になる人、気を失いかける人、鼻血を流す人、これは緊張と驚きのあまりにそうなってしまうのだ。だから、緊張のレベルをダウンさせてあげなければならない。

当日の朝礼前に全員が集まると、いきなりムービーが流れる。

その人を歓迎するムービーを昨年新人であった人たち、つまり2年目を迎える職員が作る。流す。すると新人は感動する。

このムービーには、「君たちが入ってくるこの日をずっと待っていました！」「これから社会人の一歩を踏み出すあなたへ」、「つらいことがあってもめげないで、みんなあなたの味方だから」、「なんでも相談するんだよ」、「働くっていうのは人のために動くっていう意味なんだよ」などという応援の言葉がこれでもか！とちりばめてある。

これにはかなり衝撃を受ける。涙を流した後、就職して初めての一日が始まる。もちろん、先輩みんなが応援してくれていることがわかっているので、これをやり始めてからというもの、緊張のあまりひっくり返るという人はほとんどいなくなった。

そして新人研修が始まる。

うちの新人研修は3か月間。この3か月はまさしく「鉄は熱いうちに打て」という期間である。

一人ひとりに指導する係がいて、その人がちゃんと新人の心の変化を理解し、研修期間は、ずっと一緒にいてあげている。

それほど新人が入ってくるとみんな嬉しい。兄弟、姉妹ができたみたいと思っている。だから一生懸命教える。そしてその研修期間の3か月が終わる日に研修終了試験を新人は受ける。

その日の夜、指導係のスタッフが新人と二人で飲みに行く約束をする。そして二人はそのお店へ到着する。お店の中では、スタッフ全員が今か今かと二人を待ち構える。二人が現れたとたん、クラッカーが鳴り響く。

そして、お店の壁には「○○さん、入所おめでとう！」の横断幕が貼られている。新入職員はこの時はじめて、自分の歓迎会であることを知る。

心の底から驚く。そして、研修修了証、名刺、新品の制服、新品のきれいなネームプレート、社章をラッピングして手渡す。

新入職員は先輩のあのまぶしいユニフォーム姿とゴールドのネームプレートにどれだけあこがれたことだろう。もらえないと思っていたものがここで手渡されると、ほとんどが涙する。

そんなサプライズで涙あふれる職場は素晴らしい。サプライズはなぜ涙がでるのか・・・

それは自分がこれまで体験したことがないくらいの感動を得ることがきるから。この体験がどんなにチームワークを育ててきたか。

もしあなたの組織にサプライズが少ないようなら、必ずなにかサプライズを企画しよう。小さなサプライズでもいいのだ。たとえば、お誕生日会からでもいい。

まずできることから。

そして、サプライズをあなたのチームの文化にしよう。

ステップ４　患者さんにアンケートを書いて頂く

なぜ、患者さんからアンケートをもらうのか・・・それはとても仕事を続けていく上、大事なことである。このアンケートは自分たちの存在意義を左右するからである。

患者さんからの声を集める。これを始める時は勇気がいった。

なぜなら、アンケートはとるとどんなことになるか・・・想像がついた。

毎日、とても忙しい中で、私たちは診療している。だから患者さんに十分なホスピタリティがある対応がとれているか、わからない。

きっと今の状態でアンケートをとれば、こうくるだろう。それは「待ち時間が長い」「一番治療が上手な院長に治療してほしかった」「予約が取りにくかった」など。しかし、ここは完璧を求めないことも必要だ。

だから、アンケートをとる際は、間違っても、「お叱り歓迎」などと書いてはいけない。なんと書くか。

それは、「あなたの喜びの声をお聞かせください」と言った内容にする。「治療を受けてみてよかったところがありましたら、お書きください」という文面にすると、患者さんは良かったことしか書かない。

○治療を受けてみてよかったところがありましたらお書きください

人生二度目の幸せです　1回目は結婚
2回目は鶴田歯科にて入れ歯を作って貰た事

例えばこんなアンケートを患者に書いてもらったことはあるだろうか。

早い時期に歯を失い、いろんな歯科医院で入れ歯を作ってもなかなかうまく合わなかった人からの感謝の言葉だ。

本人の直筆で、短いがこの字からは感動が伝わってくる。

難しい症例ではあったものの、人生の最大の喜びである結婚と同レベルの幸せを感じてもらうなんて、それはもう一生懸命になって取り組んだ歯科医師や、スタッフ、そして歯科技工士までがこのわずか2行の言葉で涙が止まらない状態となるのである。

そんな時こそ、この職業を選んでよかった、そして、ここに勤務する人生を選んだ自分に誇りを持つことができる瞬間なのである。

● 自由診療を装着しての感想をお聞かせください。

大満足です!
正直ここまできれいになるとは思っていなかったので、
感謝しています。歯の色、並び方にとても
コンプレックスがあったので、笑う時もつい手を当てたり、
写真は口を閉じて写っていましたが、これからは
気にする事なく歯を見せて笑う事が出来るので、とても嬉しいです
職場の人、友人からも「すごく歯がきれいになったね!」
と言われ「本当に治療して良かったなぁ」と思っています。
ありがとうございました。

ちなみにうちではこのアンケートはすっかり、習慣化されており、ここまでくるとアンケートジャンキーと言っても過言ではない。

次はこれ。若い女性の方。自由診療とは健康保険が使えない、特別な治療である。もちろん治療費も健康保険の何倍もの金額がかかる。

それなのに、こんなありがたいことを書いていただいた。つまり金額以上の満足の次にあるもの。感動レベルであったことを物語っている。

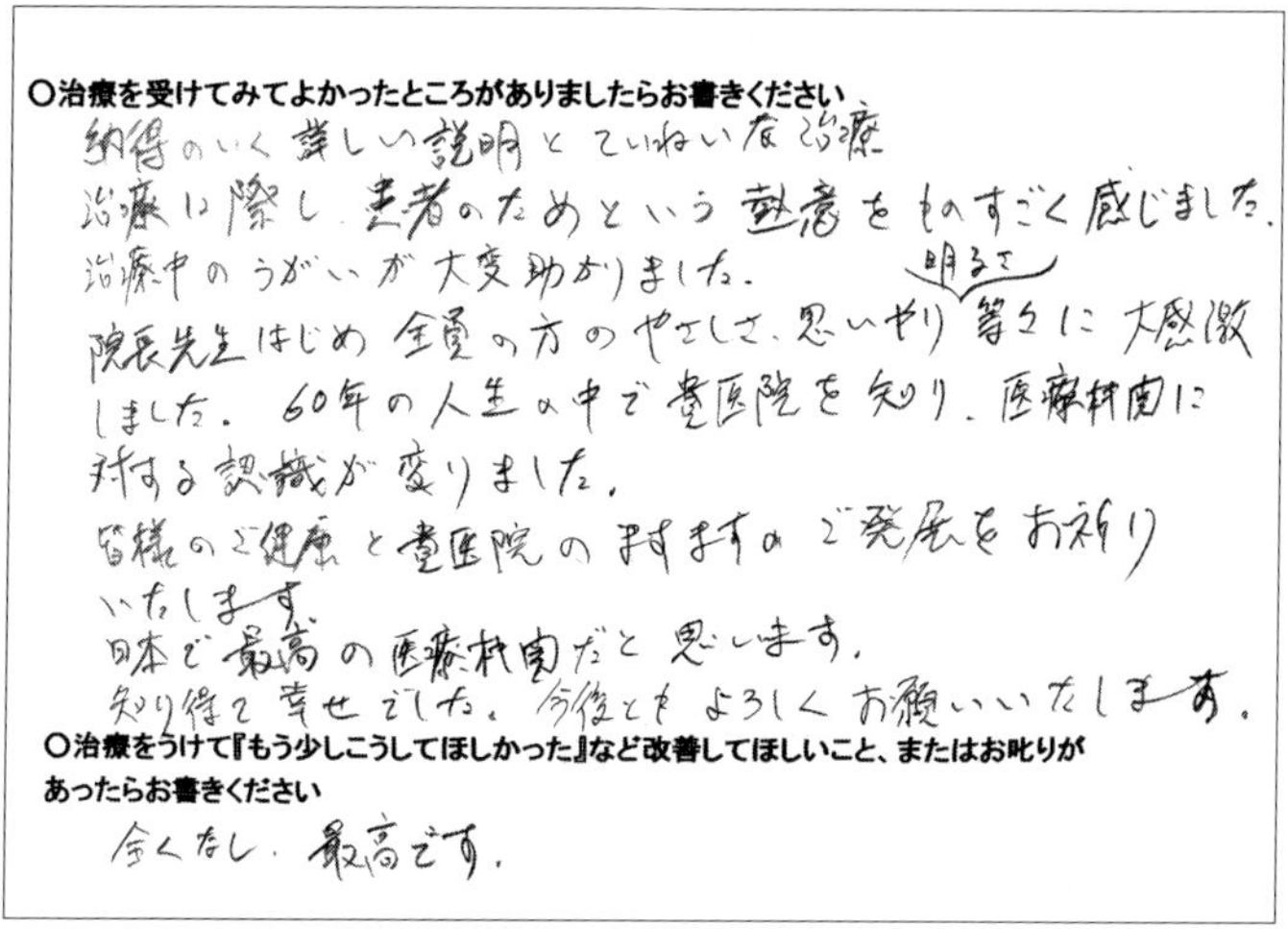
○治療を受けてみてよかったところがありましたらお書きください
納得のいく詳しい説明とていねいな治療
治療に際し、患者のためという熱意をものすごく感じました。
治療中のうがいが大変助かりました。
院長先生はじめ全員の方のやさしさ、思いやり、明るさ等々に大感激しました。60年の人生の中で貴医院を知り、医療機関に対する認識が変りました。
皆様のご健康と貴医院のますますのご発展をお祈りいたします。
日本で最高の医療機関だと思います。
知り得て幸せでした。今後ともよろしくお願いいたします。
○治療をうけて『もう少しこうしてほしかった』など改善してほしいこと、またはお叱りがあったらお書きください
全くなし。最高です。

そして、この方は、「日本で最高の医療機関」とまで書いていただいた。もうこうなるとこのアンケートは宝物である。

このように患者さんからのアンケートほど自分たちの仕事のモチベーションを上げてくれるものはない。本当にありがたいことである。

大事なことはこれを終礼の時などに、読みあげること。

またはミーティングの前に全員で閲覧する時間を持とう。

それでも忙しい場合は医局やスタッフルームなどに貼るスペースを設けよう。

患者さんの喜びの声ほど、私たち医療従

事者の心に響くものはないからだ。

他にも、アンケートをとると、そのアンケートに書いた本人も書いた内容をそのまま口コミにしてくれるという良い連鎖を産む。

だからアンケートこそ、患者さんと医院で働くスタッフとをつなぐ大事な架け橋であると言えよう。ちなみに始めるのに一銭のお金もいらない。思い立ったらすぐに始めてみよう。絶対に損はしないし、スタッフはこれをやりがいにして頑張るためのモチベーションにつながる。

ステップ5 クレドを創る

突然だが、あなたの友人から、「あなたの歯科医院はどんな医院なの？他の医院とどう違うの？」、そう聞かれてちゃんと説明することはできるだろうか。

それに胸をはって答えることができたらとてもかっこいいと思う。

さらに目を輝かせて未来の医院のビジョン、そして自分の医院がいかに地域に貢献しているか、熱く語ることができたらもっとカッコいい。

きっと誰もがあなた、そしてあなたの医院のファンになること間違いない。

そのために創ったのがこのクレド。クレドとは「信条」のこと。これはその組織の目的、使命、そして職員の行動指針をこと細やかに書いたものだ。

私はこのクレドのことを元リッツカールトン日本支社　社長の高野登さんの本（リッツカールトンが大切にするサービスを超える瞬間　かんき出版）で初めて知った。

そして、そのホテルクオリティーに触れるべく大阪までホテルリッツカールトンに宿泊する目的で出かけたものだ。そこでの体験は本に書かれてあった以上で、感動の連続であった。

そのホテルの従業員はだれもが笑顔で輝いていたからだ。正直言うと、行くまでは、そんなことはないだろうと疑ってかかっていた。しかし、彼らは本で読んだ以上にキラキラと輝いていた。

そこで、ホテルマンの一人にクレドカードを何とか一枚もらえないだろうか、とお願いしてみた。彼は「承知しました」と言って新しいクレドカードを笑顔で私の部屋へ届けてくれた。

クレドカード。

なんだ、それなら知っているよ。うちにもあるよ。

という人もいるかもしれない。でもそれを100％活用することはとても難しい。

書いてあることは極めて道徳的で易しい文章。小学生でも理解できそうなくらい。

しかも簡単であるので、実行しやすいが、これをずっと続けることは意外と難しい。

だから私の組織では毎朝、必ずリッツカールトンのように朝礼の時にラインナップを行っている。

ラインナップとはクレドに書かれていることを朝礼のリーダーがスタッフへ質問し、その行動を導き出すことだ。それをもう12年続けているが、その効果は絶大である。毎日毎日、そのクレドに書かれていることを読んで、考えるから、行動をとり続けることができるのである。

スタッフは何か判断に迷ったらクレドに書いてあるように実行するため、自信をもって行動できる。

クレドは一緒に働く仲間の価値観なので、クレドに沿った行動をとれば、絶対に叱られることなどないのである。

叱られるどころか、後でそのことを報告すると院長や仲間から称賛されることもあるから、万一トラブルが起きてしまった時も決して怖気づくことはない。冷静に対応できる力がそれぞれについてくる。

また、人間長く同じ組織にいればよい時ばかりでもない。やけを起こしたくなることだってある。そんな時はクレドが自分の中の平常心を呼び覚ましてくれる。最もやけを起こしたくなるのは経営者そのもの。

経営者ほどコロコロ言うことの変わる人種はいないというくらい、軸がぶれやすい。

だからクレドに恥じない行動をとり続けなければならない。クレドは私自身のコントロールに大変有効であると考えている。だから、クレドを書くには時間がかかる。

じっくりと自分と向き合わなければならない。そのために時間をブロックして、ホテルに籠って考え抜いた時期もあった。一度決めてしまうと、それをずっと守って生きていかなければならないので、責任重大である。

考えて、考えて、そしてぶれない軸を作るのに1年以上かかった。それでも3つ考えつくのに精いっぱい。

そして、ミーティングでクレドの重要性を語り朝礼に組み込んだ。

クレドは本当に創ったほうがいいよ、とセミナーなどで話をすると、こんなことも耳にした。

朝礼でラインナップを始めたとたん、組織に必要でなかった人は、とたんに辞めたというのだ。

このクレドのラインナップを始めたとたん、もういい加減ついていけないと思うのである。

志を持つことが重荷と感じる人、ラクをすることだけに目がいく人にはクレドによるラインナップは単なる苦行にしかすぎないのである。

人が辞めると、一時的にオペレーション効率は落ちるが、同じ価値観の人間だけが残るので、さらに団結力が増し、とてもいい雰囲気になるという。

人が減ったのに、なぜか新患も医業収入も増えた、という報告を受けたこともある。

クレドのラインナップは、人の間で絆ができることを意味する。

仕事に対する価値観の統一化は、「私的にはこっちがラク」という甘えを無くすという効果も大きいので、チームが強くなるためには極めて有効であると私は思っている。

是非リーダーにはクレドを書いて、その通りに実行し続けてほしい。

仕事をする上で、価値観を同じにすることによって、助け合いや思いやりが出てくる。

そして、仕事において「誇り」が芽生えてくる。

ステップ6 小冊子を書き上げる

私が尊敬している医療法人ゆめはんな会ヨリタ歯科クリニックの寄田幸司先生は自分の治療への考えをまとめてたくさんの小冊子を書いている。

その小冊子には歯をどうしたら生涯守っていくことができるのかが詳細に書かれてあった。あれは寄田先生のセミナーで知った。

私は感動した。なぜなら歯科医師である私が常日頃思っていることが全て、この一冊に凝縮されていたからだ。この小冊子こそ、患者さんの味方なのだ。

何度もなんども読み返してみた。私にもこのような小冊子が書けたらなぁと思うようになった。そして、読んでいるうちになんだか自分でも書けるような気になってきた。そこで書いてみることにした。

しかし、書き始めても一向に筆が進まない。頭の中では書きたいことの構想ができているつもりだが、10行進んだ程度でもう息切れを起こしている。症例のプレゼンは慣れているが、患者さんにわかりやすい表現を使うことはなれていない。

これはもう修行である。

いくら歯科医療技術があっても、患者さんに気づきを与えるほどの表現力には程遠い。

小学生でもわかるような平易な文章を心掛けてみる。

しかし、気が付けば上から目線の強い論調になっている。

そこでまた原点に戻る。

あまりにも書けないものだから、しばらく書くことはやめにした。すると小冊子の原稿の存在を忘れている。そのうち思い出す。

仕方がないので、次はホテルに籠った。

しかし、進まない。

焦れば焦るほど進まない。とうとう一行書くこともできなくなった。本当に苦しい。

こんなはずではなかったのに・・・情けなくなる。

そこで、毎日ブログをつづって文章力を身に着けようと躍起になる。

本を買って読み漁る。

毎日、優しい文章を心掛けてブログを1年半書き続けた。
その都度、小冊子の文章を少しずつ加筆していった。

ある日、急激に筆が進みだした。頭の中が急にクリアになり、最後は2週間ほどで一気に書き上げた。

校正はそれほどかからず、その次の週には印刷会社へお願いし、いよいよ小冊子が完成した。小冊子を書こうと決心して、気が付けば1年7か月。

とてもとても長い道のりであった。印刷が終わって自分の医院に段ボールが届いて最初の一冊目を開いた時は涙が自然にあふれてきた。とうとうやり遂げた！

そういう達成感に満たされた。私が初めて書いた小冊子は「歯が痛くなる前に読む本予防歯科をはじめよう！！歯医者さんとの新しい付き合い方」。そうしてこの小冊子は多くの患者の手に渡り、そして読まれることによって普段、私が話したいことを雄弁に語ってくれた。

わずか10分程度で読むことができてるほどの薄っぺらなＡ５版。

人に配りやすいサイズ。名刺と一緒に初めてお会いした方に進呈させていただくこともある。

また教育機関や医療機関での講演の時には啓蒙のため、参加者へ配布することもある。

一般の講演会の時にはこの小冊子を販売し、購入していただけることも多くなった。

さらに、インターネットで販売したところ勉強会などで利用したいと大量に注文がくることもある。

自分が心血注いで書いた小冊子がこのように社会で役に立つことはとても嬉しい。

それが中毒となって、２冊目３冊と増え続け、これまで7冊の小冊子を書いた。

それほど自分の考えや思いを活字にして残せることは素晴らしいことである。

リーダーであるあなたには、時間をかけてもいいので小冊子を書き上げ、世に出すことを強くおすすめする。

実はもう一つ、小冊子には秘められた力がある。この小冊子をしっかりと職員に熟読してもらい、それをもとに試験をするのだ。

新入職員などはその試験に通らなければ、正職員の辞令は出さないくらいに勉強してもらう。「小冊子に書かれてあることは全て患者さんへ話してよい。これはうちの運営指針の教科書だから積極的にこの中に書いてあることは患者さんへお話ししなさい」と言っている。

したがって、この小冊子は第2のクレド。
この組織の人たちの治療や予防、運営指針について、全ての基準が一致する。
つまり小冊子の考えが組織のスタンダードとなるのだ。
だから、「院長、どうすればいいですか」が減る。

指先に細心の注意を払っている難しい治療中に、スタッフからの「これ、どうしたらいいですか？」の質問は、集中力を途切れさせ、一気に疲労を招く。

それがこの小冊子を用いて、試験をするようになってからというもの、ほぼ皆無となった。

うちの職員は全て小冊子を熟読しているので、治療の流れや院長がどういう思いで、その治療を行っているかということまでを、自然に口にだせる。

これが、とても良い雰囲気を生み出す。

院長が、イライラせず安心して治療ができるのである。

また、「何度言ったらわかるんだ」がなくなる。実はこれってオペレーション上、とても重要なこと。

この小冊子の大きな目的は、リーダーがしっかり書いて、その考えをスタンダード化させることでもあるのだ。

小冊子は医院で行う治療の教科書そのもの。

そう思って書いてほしい。


小冊子の印刷を専門としている印刷会社も存在している。

例えば、香川県のアート印刷 https://www.artinsatsu.com/info/company/。

私が懇意にさせて頂いている印刷会社さんである。


まず、書いてみようと思ったら、ここに連絡してみよう。

最近は原稿執筆サポートというものがあるので、興味がある人はHPにアクセスしてみることを是非お奨めする。


担当者から催促してもらうと、時間はかかるけれど、書き上げることができる。

ステップ7 合宿をする

職場で合宿すると効果がある、とある本で読んだ。（「仕事心にスイッチを！」小坂裕司著）うちは毎年研修旅行をしているが、それは慰労の意味が大きく、楽しむだけにとどまっている。これはこれで大事である。

しかし、この本を読んで、仕事のことをとことん語り合う合宿をやってみよう。そう考えた。

チーフはそれを予想していたようで、「とうとうこの時がやってきた」と思ったそうだ。

合宿には準備が必要である。その本には合宿するには少なくともクルマで一時間以上離れているところで露天風呂がある温泉旅館と書いてある。

そうしないと職員の脳はクリエティブにならないそうである。初めて行う合宿が一番大切だと私は考え、慎重に合宿ができる温泉旅館を探した。すると、あった。ちょうど医院から一時間程度で食事も文句なしにおいしくて、温泉も露天風呂がある。

休前日であればお高いのだが、平日だとそう高くない。

休診日に合宿を行っても、スタッフにはいい思い出が残らないので、私はあえて診療日を選んだ。つまり、勤務時間に行うので、合宿に参加することは仕事なのだ。

そして会議室を借りた。この合宿のテーマは「もっと医院を良くするためには」としてミーティングを重ねた。合宿する前には準備が必要。これが大事。

慰安旅行ではないので、ちゃんと合宿の中心になる人を二人立てて、その二人が、よい合宿を行えるように、スタッフミーティングを重ねていく。

全員が自分たちの経験年数に応じて、さまざまな改善点を出した。そして、その目標が達成できたことを考えると、さらによくなった医院の姿が頭に浮かぶ。スタッフみんなでスケジュールを考えて予定を組む。

スケジュール表が完成し、その日は朝から移動して温泉旅館に入った。会議室で次々と議題が進む。これまで何度ミーティングしても解決に導けなかったものが次々と片付いていく。

それは、おもしろいほど。そして、夕刻に全ての議題が終了した。

そして、手紙交換会だ。これはチーフの発案。

日ごろ一緒に働くみんな、それぞれに手紙を書いてきてもらい、それを読んでお互いに渡しあう。これが良かった。みんなはじめから大号泣。

そんな風に私のことを思っていてくれたのか・・・そんなことを泣きながら声にだしてスタッフ一人ひとりが私へ手紙を渡してくれる。手紙だと、書くのに時間がかかる。10人以上書くとすると、かなりの日数と時間を要する。

でもみんなちゃんと心のこもった手紙を直筆で書いてくれていた。

その時思った。この手紙を合宿前に書いていたから、驚くほどミーティングが活発になったのだ。

みんないい意見を出していた。それはお互いを思いやる気持ちが事前にあったから。だから合宿がうまくいったのだ。

手紙はそもそも本心しか書けない。嘘やでたらめ、お世辞は絶対に書けない。ここでは素の自分に会える。

これが合宿でチームを作り上げる大事なポイントなのである。あなたの組織でもぜひ合宿をやってみてはどうだろうか。

うちでは必ず年間予定表に合宿が記されている。

ステップ8 採用についての考えを変えてみた

採用についての考えを変えてみることにした。

採用時、面接試験を行っているが、面接で完璧！と思っていた人も実際に働くと早期退職したという例をいくつも経験した。

私はどうやら人を見る目が無いのかもと思っていたが、採用にこれといって決定打は無いのではと私は考えるようになった。

こんな採用試験をするといい人材が見つかる、などという秘訣、そしてマニュアルはあるのかもしれないが、最後は人として合う、合わないだと思う。

結婚みたいなものかもしれない。

なにか、この人と一緒にいたら楽しい、落ち着く。

なにか、この人と一緒にいたら素直になれる。
なにか、この人には魅力がある。

それらを感じることができるかどうか。これはもう自分を磨きこむしかない。そういった感性を養う以外には方法は無いのだ。今だからこそそれがわかるが、当時の私はこういった基準だけを持った。

その人と「毎日一緒にいたい」という思いがあるか、否か、ということである。これが最も大切である。

まず、募集してもすぐに人は集まるわけではない。
完璧という人が来てくれるわけでもない。
しかし、なんとなくこの人、いいところがあるんじゃないかなぁ、この医院の職員として、溶け込んで働いてくれそうな、なにか直感みたいなものがあれば、私はそれを大事にしている。

つくり笑顔ではなく、その人の内面から滲み出るような人の好さと誠実さが読み取れれば、「ぜひ一緒に働いてもらえないだろうか」という気持ちが、自分の心の奥底から湧き上がってくるものなのだ。

「ひとことの力」（江口克彦著 東洋経済）という本にはこう書かれている。

「きみ、社員は大事にせんとあかんよ。わしが店をはじめたころや。そのころは、店自体も小さいながら、それでも次第に発展しておったから、人を採らんといかんわな。それで募集する。けど、だれも来ぃへんわけや、早い話。ところが、時節応募してくる者がいる。こっちはな、とにかく人が欲しいから、まあ誰でもいいというわけやないけど、そこそこであれば決めるんや。明日から来なさいという。ところが、そう言って本当に明日から来てくれるかどうか、心配になる。翌朝、その子が来てくれるか、表の道に出て、角のところで、そっと覗いていて、遠くから歩いてくる彼の姿を見つけると、うれしかったな。よう来てくれた。すぐに店に戻って、待つんや。そんな状態やったな。だから、その子を育てんといかん、立派な人に育てんといかん、と心のなかで誓っておったんや」

パナソニックの創業者である松下幸之助氏が話した言葉である。

私はこの言葉を読んだ時、新入職員が入ってくる瞬間を思いだした。

私も全く同じだ。

新入職員のクルマが医院に本当に来てくれるか、心配で、初日は早朝から出勤して、窓から何度も何度も駐車場を観る。

そしてクルマが入ってくると、うれしくなる。

ちょっと悪い趣味かもしれないが、ずっとその人の動きを見ている。

不安そうな顔をして新入職員はクルマをおり、通用口の前で大きく深呼吸して、大きな声で「おはようございます」とあいさつして入ってくる。

その瞬間はもう飛び上がりそうなくらい嬉しい。

「よく来てくれたね」、「おはよう、今日からよろしく頼むね」と笑顔で言うと、新入職員はいい顔をしてくれる。

新入職員が入ってくることは本当に嬉しい。

どんな人でも初めて就職したところ、初めての出勤日はきっと生涯覚えているに違いない。

新入職員は、これまで生きてきた経験から、多くの職業がある中から歯科業界を選び、そしてうちを選んでくれた。

これはもう奇跡としか言いようがない。

どんな仕事にせよ、職に就くということは尊い。

そして、その人たちを育てようとする人がいる限り、社会は良くなると私は信じている。

現在は、ありがたいことに多くの常勤スタッフに仕事をしてもらっているが、気持ちは変わらない。

うちに就職してきた人がどんどん成長していき、この職業を誇りに思ってくれたらこの上ない幸せである。

この「ひとことの力」という本を読み進むと、さらにこう書いてある。

昭和4年12月。当時不況のため、物価が暴落し、倒産続出、街には失業者が溢れた。当時の松下電器の従業員も不安であったが、松下幸之助はひとりの社員も解雇しなかった。

どんなに苦しくても社員の給与も全額支給し続けた。社員はこの姿勢に感激し、こみ上げる感動にみな突き動かされ、「何としても売る」と社員らは頑張った。

わずか2か月で、在庫の山は消えて無くなり、未曽有の不況を突破していくことで工場には歓喜の声があふれた。

この不況が終わる頃には全社を挙げて殺到する注文の対応に回ったという。

評論家の質問に松下はこう答えた。

「経営を進めていくと、いい時もあるし、悪い時もある。悪い時は会社を縮小せんといかんという場合もでてきますわ。縮小するには人が余るに決まっています。しかし解雇するということは経営者として失格ですわ。その余った人をどう活用するか。どう使うかを経営者は考えんといけない。新しい事業を考え出す。社員は宝です。私にとっては。そんな宝を捨てるということはようしませんでしたよ。」

松下幸之助氏が、人を大事にする思いは生涯変わらなかったという。

※「ひとことの力」（江口克彦著　東洋経済）より抜粋

しかし、今でこそ、松下幸之助氏の言葉に胸を動かされるが、若い時分には人に働いてもらうことに対しての、私の意識は相当に低かった。

これはまだ、私が開業したばかりの話だ。

「経営者と従業員はずっと交わらないものだ」、「お金を払っているのだからちゃんと働いてもらえるように厳しく接しないといけない」「なめられてはいけない」そう思っていた時期があった。

今考えてみると、実に情けない。

だから、せっかく人が就職しても、すぐに辞めていった。

あまりにもそれが続くので、私は半ばヤケになっていた。

それを久しぶりに実家に帰った時に母についい愚痴を言ってしまった。「最近の若い人は根性が全く無いね。せっかく就職できてもすぐに辞めていく。それって、ゆとり教育の弊害だよね」母親は驚いた顔をして私の顔をまじまじと見てこういった。

「あんた、新入職員が入ったら家庭訪問していないの?」私はこう返した。「そんな、社会人にもなって家庭訪問なんかしないよ。院長が家に押しかけたら親も迷惑だよ」と。母は高校の教師を長いことやっていたので、家庭訪問が当たり前なのだな、その程度にしか思わなかった。母はこう続けた。

「それじゃあまた人は辞め続けるよ。あんたなんにもわかっていないんだね」

そして、悲しそうな顔をした。私はその母のことが気にかかって仕方がなかった。

次の週、新入職員が入ったので、思い切って家庭訪問をやってみることにした。新入職員に「あなたがここに就職してくれてとても嬉しい。できたらご両親様に一度お会いしてご挨拶したいと思うので、週末に訪問してもいいか聞いてきてもらえる?」そう言った。

その職員は翌日「院長、両親に話したらとても喜んでくれました。」と言ってくれた。私はてっきり、変な人と思われるのではと思い込んでいたが、そんなことが無くてホッとした。

日曜日の午前中、私は教育係であるチーフと二人、家庭訪問に出かけた。そして、新入職員と顔が良く似たご両親にお会いした。家の中へ通された。そしてお茶をだされた。

私はこう話をした。「お嬢さんはとても優秀でしたので当院に採用させていただきました。たくさんの就職先からうちを選んでくれたことにとても感謝しています。私は○○さんに、この職業に就いて本当に良かったと思ってもらいたいと願っています。歯科医療技術を身につけることはとても難しいので、時間とエネルギーがいります。入社して3か月が一番大事だと私は考えています。3か月頑張れない人は3年たっても一人前にはなりません。だから、この3か月は研修期間として、私の医院の先輩たちが指導してくれることになっています。疲れた顔をして帰ってくることもあるかもしれません、家事を手伝えないかもしれません。でも、応援してあげてほしいのです。立派な社会人になってほしいのです。これは私からのお願いです。」

両親のほとんどが、「それは承知しています。先生、どうぞこの子をよろしくお願いいたします。」と言ってくださる。そして、その職員が幼い時どんな子供であったか、どんな苦労があったか、どんな喜びがあったか、そういったことをお話ししていただいた。気が付けばずいぶん長い時間お邪魔していた。

しっかりとした親御さんであれば、私が家庭訪問に行くことの意味を直感的に感じていただけている。

ある新入職員の家庭訪問の時、母親から言われた。「この子は私たち夫婦が結婚して11年目にできた子供なのです。だからこの子は私たちの命と同じなのです。」と。

私はその時に、この職員がイキイキと働けるようになるまで、責任をもって育てないといけないという覚悟ができた。

だから、生半可な気持ちで教育はしないことにしている。ダメなものはちゃんとダメと言うし、出来ることが一つでも増えたら、自分のことのように喜んだ。

現在はよほどのことがない限りは、新入職員の親御さんに会いにいくことはないが、この家庭訪問をしてみたことで、気が付いたことはたくさんある。

その職員を一人前の医療人にすることが使命であるが、それに加えて院長は職員に対して「親心」を持たないと、良い育成はできないということだったのだ。

この経験から、「親から愛情のバトンを受けとる」、そんな気持ちになった。

私の場合は、そこまでしないと、人を本当の意味で大切にするということに気づかなかったのである。母は本当に大切なものを教えてくれたと思っている。

それから少しずつであるが、新入職員に愛情と真心をもって接することができるようになった。

そのことを報告したとき、母はとても喜んでいた。

開業して10周年を迎えた年、年末に忘年会を行った時、スタッフの家族も一緒にとパーティーへご招待させていただいた。

母はその時、涙を流して喜んでくれた。「あんた、やっといい経営者になったね」そう言ってくれた時は心から嬉しかった。

数年後、その母も病気で命を落とすわけだが、このパーティーで見せたくれた母の嬉しそうな顔を今でも思い出す。

第7章

私が新入職員の一人ひとりに話すこと

人としてどう行動するか

クレドが大きな樹の幹だとすると枝葉は行動規範である。
「鉄は熱いうちに打て」という。
あなたは新入職員が入ってきてその後に何を行うだろうか？

まず仕事のやり方を教えるであろうか？
それも間違っていない。
でも私は、「人としてどう行動するか」をまず教えることにしている。
新入職員は新しい職場にいろんなことに期待している。
自分の力をこの会社で活かしたい！
早く仕事を覚えて役に立ちたい！

そう・・・やる気に満ち溢れているのだ。

仕事をする上で大切なこと

しかし、その前にちゃんとした、仕事をする上で大切にしているものを教えることこそが大事だと考えている。

「助け合うこと」「困った人がいたら手助けすること」「いいと思ったことは進んで率先して行うこと」

最初は見よう見まねでもいいので、それをまずやってみる勇気が必要だということを教える。

それは小さいことかもしれないが、極めて道徳的なこと。

私の職場の人たちはみんな健康に歩ける。

だから、スーパーの広い駐車場や病院などで、入口の近くに停める必要はない。

入口の近くに停めた方が楽かもしれないが、高齢の方や、足が不自由な方が駐車できたほうがいいに決まっている。

若くて、足が不自由ではない人は、なるべく入口より遠くに停めると、人のためになる。

実際に、これはある会社の社員さんが、地域で実践していること。

入口で次にトイレを使う人のためにスリッパの向きを変えておくということはできているだろうか。

足が不自由な人がはきやすくなるし、高齢者はつまずかないので転倒から守れる。

たったそれだけのことかもしれないが、それが徹底していると、トイレそのもの、そしてその周囲が良くなるかもしれない。

来院していただいた方に自分から笑顔で心からの挨拶をしているか。

歯科医院を訪れる人は不安なことが多い。そこで、あなたの笑顔と元気のいい挨拶があると、その人の不安はずいぶん減る。

簡単なことを続けて習慣にする

知らない人でも進んでこちらから挨拶をする。

食べる時には「いただきます」と手を合わせる。

食べた後も「ごちそうさまでした」と言う。

これも小学校の時に習ったこと。

こんな簡単なことをずっと重ねていくことで習慣になる。

習慣になると性格もそうなる。
慣れないうちは、「偽善ぽくてイヤだね」と言われることがあるかもしれない。
でも気にしちゃダメだと思う。

九州寺子屋百年塾という有名な経営者向けのセミナーがあって、講師の高野登さんに教わったことがある。

「偽善」の「偽」は人の為と書く。
最初から、うまくいかなくても、心を込めて人の為を思ってやればいいのです、と。

慣れない挨拶も、ぎこちない接遇も、立派に人の為になっているのだ。

もし、なにか失態をしてしまったとしてもそれは十分リカバリーが効く。それは、テクニカルなことではないからだ。新人の言葉がぎこちないからと言っても医療事故は起きない。誰かが見ていてあげれば済むことである。

だから、新人は、勇気をもって、どんどん人と気持ちよく接してほしいと思う。それが習慣化すると、こんなことが起こる。

7年目のスタッフの話。彼は歯科技工士、高田良輔（仮名）。

入所した当時はぎこちなかった彼も、数年がたつと、職員どうし、来院者の方々にきちんとした挨拶ができるようになった。毎日、ずっと、それを続けることで、人と会うと礼儀正しく、感じが良い挨拶が自然にできる。

しだいに住む家の近所の人から、「お宅のお子さん、とてもいい笑顔で、感じいいですね」と言われるようになった。そのスタッフの母親がこのことを、とても喜んでいた。つまり習慣が身に付いた結果なのだ。仕事で身に付いたことは一生ついて回るといっても過言ではない。

仕事こそが、自分を磨くことができる。だったら今自分に与えられた仕事に最善をつくして、周りの人、来院していただける方を、心から理解し行動をとることで、道は開けると私は考えている。

技術的なことを教える前に、まず、細かいことだけれど、小さな動作や、周りの人が幸せな気持ちになれるような行動をとることを習慣づけしてみることが最も大事なことかもしれない。つまり態度だ。

どんな態度で仕事をするのかで人生まで決まってしまう。

だから態度は技術以上に大事だ。

するときっと組織の風土はいい方向へ進んでいくに違いないのである。

思いやりの気持ち、そして周りを気遣う気持ち、そして勇気。

これらは日本に住んでいたら、小学生の頃から培ってくることだが、なぜか社会人になる頃には誰もができなくなってしまう。

それを社会活動の場である「職場」で再確認することが必要な時代なのかもしれない。

第8章

伝説のチームとは

伝説の意味するものとは

そもそも伝説ってなに？

世代を越えて語り継がれるもの・・・
誰にもできない偉業を達成し、語り草になると「伝説」と呼ばれる。

では、伝説のチームと聞いてあなたは何を想像するだろうか。

そうは言っても・・・よくわからないと言う人もいると思う。

私は二つの伝説となったチームをすぐに思い浮かべる。

一つはGTRを開発した日産自動車の水野和敏さんが率いる「チーム水野」。

もう一つは映画やテレビドラマにもなった「スクールウォーズ」の原作になった、伏見工業高校ラグビー部。

チーム水野という伝説

まずGTRとはなにか説明しよう。

これは日産自動車が2007年に発売を開始した自動車である。とてつもないクルマである。この車が開発されるまで、日産自動車も含め、日本の経済界は10年くらいは元気がなかった。

それは、日産の元社長カルロスゴーン氏が社員の水野和敏さんを呼んで、GTRを完成させるプロジェクトを任せるところから始まる。カルロスゴーン氏はGTRプロジェクトで、日産自動車の全社員のモチベーションを上げたいとさえ思っていたという。

昭和の時代から、スカイラインGTRは多くの伝説を創ってきた。他の自動車メーカーに創れない歴史そのものが凝縮している。すでにGTRそのものが伝説になっていたのである。

その次の時代のGTRを作り上げる。これはすごいプロジェクトになる。そう誰もが考えた。その日から、水野さんはチーム作りの人選にとりかかる。

とにかく社内から扱いが難しいといわれる人を噂をたよりに探し出す。これからとんでもないことをやるわけだから、人事評価で「優秀」と言われる人たちはいらないと彼は考える。尖った人がチームには必要と考えた。

そして、このプロジェクトに挑戦してくれる意欲的な人材を探しだした。最初は、4

人からチームは始まったという。

そして、徹底的に理念を熱く語り、チームを創っていった。この車が出たら、1年で世界の自動車史を変えるよ、世界のトップブランドを作るよ、今までのもの作りとは違うよ、でもやるよ、ヨーロッパの人間は腰を抜かすよ、これが俺の夢だよ。だから、俺たちは、お客様がクルマってこんなに楽しいものだったんだと感動するクルマを世に出すんだ。だからお客様が信用できないことはやるな。信じてもらえることだけを徹底してやりぬけ。

そういうことをリーダーは何度も語って、行動した。

そうしてチームメンバーは日産の社内でも全く他の社員とはコンタクトがとれない、ダブルセキュリティの部屋に籠って開発を続け、世界一への挑戦に臨んだ。

彼の地ドイツのニュルブルクリンクのサーキットで合宿をした。そのテストは想像以上に過酷を極める。ニュルブルクリンクを7分50秒台で走り、それをぶっ続けで5000キロ走る。まあ、それは市販車でいうと30万キロから40万キロを走行した時の負荷をかける。それだけ走った後でも、ラップタイムは0．1秒しか落ちてはいけないよ、というほどの高いレベルを課した。

つまり、20万キロ以上走った後でも性能を保証するといった気合の入れようなのだ。これはもう己の忍耐との勝負。チーム全員が格闘である。優秀と言われる人たちが時間をかけて、予算をかけて作ったのであればまだわかる。

しかし、このプロジェクトのすごいところは、最低でも7年はかかるであろうと思われていたことを3年半でやったこと。予算に関しても通常の半分の金額で、そして人の数も通常新車の開発ではありえないほどの少ない人たちでやり遂げた。

スペックでいうとヨーロッパで3000万円クラスの車が市販価格で800万円を切った価格であったこと。快適性、機能性、耐久性は、はるかにそれらを凌駕していた。レースに勝つためではない。世界一の感動を与える車を作った。実際にGTRは世界のエグゼクティブと呼ばれる人たちから称賛されている。

だから伝説となった。あのテリー伊藤さんも言っている。「まさにこの車は日本のサムライそのものである」。

東京モーターショーで信じられないくらい多くのファンがGTRを取り囲んで写真を撮っているその姿を見て、開発チームの誰もが涙を流したという。

それほど苦しかったことを数えきれないほど、乗り越えたからだ。GTRを世に送り出したという誇りは何事にも変えられないものだろうと私は推測する。だから「チーム水野」は伝説だと言える。

伏見工業高校ラグビー部の奇跡

次に紹介するのは伏見工業高校ラグビー部。

この高校はラグビーの強豪として全国にその名をとどろかせている。

しかし、かつてはそうではなかった。窓ガラスは割られ、オートバイが校舎の中を走り回る。非行が蔓延しているような高校だった。

昭和49年、一人の教師が着任した。元ラグビー日本代表のスター選手、山口良治氏だった。当時31歳。その山口さんは校内きってのワルばかりが集まるラグビー部の顧問となる。ラグビー部を立て直そうとするが、そうはいかない。

部室でタバコは吸う。オートバイに乗り交通事故を起こす。練習試合をするとボイコット。もう、踏んだり蹴ったりだったわけなのだが、昭和50年の春の京都府大会で強豪花園高校と対戦。

112対0と記録的大差で敗戦。試合が終わって部員に向かって山口は涙ながらにこう言った。「お疲れさん。けがはなかったか。くやしかったやろな。」部員はその声を聴いて20人の全員がその場に泣き崩れた。

部員の一人が、「悔しい、先生、花園に勝たせてくれ」と言った。山口さんは「必ず勝たせてやる。俺についてこい」それから毎日猛練習が始まった。練習は部員が倒れて動けなくなるまで続いた。周囲はあのワルたちがそんなに簡単に変わるわけがないと、冷ややかな目線で彼らを観た。そのたびに山口は繰り返し言った。「俺はお前たちを信じている」と。

それでも、部員はタバコを吸ったり、オートバイで暴走し事故を起こす。それでも山口は問題を起こす彼らを一人ひとり諭しながらチームの結束を固めていく。次第に、全員の心は一つになっていく。そして荒れていた学校も少しずつ良くなっていく。本気で打つこむ彼らを観て、周囲の見る目も少しずつ変わっていく。試合のたびに部員でない生徒が応援にくるようになった。

そして、昭和51年5月の京都府大会で快進撃を続け、ついに決勝進出を果たした。その相手は去年、大差で負けたあの花園高校であった。

試合が始まると、その力はすでに互角となっていた。残り五分。12対12で同点。一瞬のスキをついて、トライがきまり18対12で、伏見工業高校が勝った。わずか一年で、京都一の栄冠を手にしたという奇蹟の勝利を得た。その後も2度の全国制覇を果たした。また、日本代表ラグビー選手を輩出した。

そして、京都一のワルと呼ばれた生徒は山口さんの影響で、教師となる。これを伝説と言わずなんといおうか。これはNHKプロジェクトXという番組で取り上げられ感動を呼んだ。

人を思う心が職場の文化になる

まだまだ他にも伝説のチームはあるかもしれない。伝説になるには、普通の人たちが、強い信念をもったリーダーのもとに集い、全員の英知を結集し、そして、普通では考えられないほどの結果をたたき出す。そこに至るまでには大変な苦労をして何度も壁にぶち当たる。そしてそれを全員の力で越えていく。次の時代に大きな影響を与えていく。

もし、あなたの職場が伝説のチームになれるとしたら・・・
あなたはそれにまだ気が付いていないだけに過ぎない。

私が思うに、どんな組織でも、規模、職種、関係なく、必ず伝説のチームをつくれる。

まず、自分の仲間がここに集っている不思議と奇跡を、ふつうに喜んでみてほしい。

ここに集まった人は、なにかしらリーダーであるあなたに魅力を感じたからここにいることを忘れてはいけない。

スタッフは決して、お金のためや生活のために仕事をしているのではない。人が喜んでもらえることが仕事の醍醐味。本来、仕事とは楽しいものである。

働けるということは尊い。

そして、一緒に働く一人一人が毎日、仕事を任せられることで輝いてくれたら、それが本望ではないだろうか。

私が愛読している岡田徹詩集（商業界）にはこう書かれている。

「店は客のためにある」
小さな店であることを恥じることはないよ
その小さなあなたの店に
人の心の美しさを
一杯に満たそうよ

ここでいう人とは社員、スタッフ、経営者、そこに集うお客様、その商いを手助けしてくれる取引業者、全てを指しているのではないだろうか。

まず、「人の心の美しさを満たすこと」を始めることが、その店(医院)、地域、社会を豊かにする第一歩になる。

人と人が直に交わるような歯科医院の存在は、地域の人たちにとっては財産となりうる。

さらに、岡田徹詩集にはこう書かれてある。

あなたの今日の仕事は
タッタ一人でもよい
心の中で有難うといって下さる
お客という名の友人をつくることだ。

私はこの詩を涙せずして詠むことはできない。
このような考えが、心の中に浸透した人たちが、歯科医院を運営したらどうなるのだろうか。

たとえ、津波や洪水などの災害によってその医院のカルテがダメになっても、物理的にめちゃくちゃに壊されたとしても、その医院は短期間で必ず再生できると私は思う。
人を思う心が職場の文化になっている。
それが「伝説のチーム」である。

第9章

真の経営の目的とは

人の気持ちを理解する経営

私は、自分探しの旅に出て、手あたり次第とにかくガムシャラに走ってきた。

本に書いてあること、セミナーで聞いたこと。母親のアドバイス、いろんな経営者に出会ってやってみて良かったこと。全てできることはなんでもやった。その結果、私はたくさんのことを学んだ。

第6章の「経営に必要な、人が優しくなれる8つの行動」に書いた各ステップに記したことをやるだけで、組織の風通しはかなり良くなるどころか、激変する。

やるには勇気がいる。

スタッフの中には嫌がる人もいるかもしれない。
周囲の人から、嘲笑されるかもしれない。

やってみると、スタッフが突然「辞めます」と言ってくる。
辞めたら困る、と思うかもしれない。
でもここはぐっと腹を据えて耐えるしかない。

この屈辱を未来のために耐えるのだ。

次に入ってくる人はあなたの考えを受け入れることができる人かもしれないのだから、それが大きなチャンスに変わるかもしれない。

人が輝く時

私は人のやる気が起きる瞬間をたくさん目にすることができた。「どうしたらやる気がでるのか？」私なりの答えはこうだ。

①その人が心の底から認められた時
②理解してもらった時
③ねぎらってもらった時

つまり、その人の自己重要感というものが刺激された時に、はじめて自ら行動を起こすという事実である。これはいろんなことに挑戦して導き出した「確信」である。

伝説のチームでは、一緒に働く誰もが、仕事そのものを愛し、やりがいと誇りを感じている。経営数値に責任をもって行動している。そして、リーダーは誰からも好かれ、そして尊敬されている。するとチームそのものに輝きが生まれる。

医院最大の資産は何だろうか。それは建物でもないし、診療機器でもない。

私が退職するスタッフから尊敬できないと言われたことにショックをうけ、自分を絶対に変えて見せると思い、すでに10年以上が経っていた。

あの時に立てた目標をずっと紙に書いて持ち歩き、毎日を眺めた。また、手帳に書き込みながら毎日を過ごした。なにかに追われるように・・・・どんな時でもあきらめなかった。そして、私はかつて、自分で決めた医院を実現することができた。

人が輝く歯科医院、完全週休2日、夜間診療はしない、結婚しても子供を産んでもずっと仕事が続けることができる環境を作る、それでも業績は伸び続ける。

人がキラキラと輝き、そして週休2日、診療は5時までの受付。そして産休を取っている職員が何人もいる。

現在勤続年数は平均して8年。

歯科業界は2年6か月くらいが平均というのに、である。

それから、毎年、コンスタントに新入職員が入ってくる。

この組織の人間関係が良いことに魅かれ入所してくる人ばかりになった。

そんなことよりも何よりも、人の気持ちを理解する経営を実践し始めたとたん、医院の雰囲気が良くなった。それに比例し経営数値も上がっていく。

これまでは「来てやっているんだ」という患者さんもいたが「ここだから通院したい」という人が圧倒的に増えた。これは願ってもないことであった。

今ではスタッフ一人ひとりにファンになっていただく方が多く通院している。

大好きな人が自分の治療の手助けをしてくれる、そんな歯科医院へと変貌を遂げることができたこと。

それが一番嬉しかった。

やりがいのある仕事。

そして毎日会うことが嬉しくなるような仕事の仲間がいる。


今や組織に属し、人間関係に悩む人は多いという。それが引き金となって病気になる人だっている。私は医療に従事する立場から、人に幸せを感じてもらう仕事のチームがたくさん生まれてほしいと心から願っている。


まず、一緒に働く人のことを理解しよう。

なにかをやって、一緒に共感しよう。

どんな小さなことでもいいから、感動を創り上げよう。

感動はあなたの味方になってくれる。

リーダーがすることは感動する土壌を創り上げること。
スタッフは美しく咲くこと。

すると、みんな、きっとよくなる。

終章

新しい旅立ち

私がいきついた場所

朝、小鳥のさえずりとともに目が覚める。

私の自宅は医院から15キロほど離れた緑豊かな住宅地にある。かるく近所を散歩し朝のすがすがしさを実感する。

忙しい毎日だった頃に比べ、ストレスが無くなったせいか、ぐっすりと眠れるようになった。

空回りしている時は、ストレス解消のために毎晩のように飲みに行って、これでもかと丸々と太っていた。

しかし、スタッフが育ってくれたおかげで、ジムに通う時間などができ、私はちゃんと健康的に14キロもダイエットすることができた。

今では持病の腰痛はほとんど感じない。

もうずっと乗れないかも、と思っていた自転車競技用のロードレーサーも今だったら難なく乗りこなせる。

自分の健康がコントロールできるようになり、血圧も正常値に戻り、多くの不摂生をやめることができた。

軽い朝食を済ませ、メタリックブルーの鮮やかなクルマに乗り込む。

サンルーフを開け太陽の日差しを感じながら爽やかな風の中を運転し、医院までのドライブを楽しむ。

医院の通用口から入ると私を待ちわびていたかのようにスタッフみんなが一人ずつ、「院長おはようございます！」と笑顔で挨拶をしてくれる。

その笑顔も心が元気になるような、そんないい笑顔。

私に今日も会えて本当に良かったというくらいの素晴らしい笑顔。

こんな笑顔でいつも患者さんに接していると思うと、キャンセルがほとんど無い理由もよく理解できる。

私はこの瞬間、幸福を感じるし、こんな歯科医院がここにあることに誇りを感じている。

朝礼がはじまり、クレドのラインナップが始まる。

このクレドのおかげでスタッフ一人ひとりに理念が浸透している。

おかげで、日々の診療も、患者対応も、私が何も言わなくとも誰もが適切な行動をとることができるようになっている。

朝礼のリーダーが「今日も力を合わせてたくさんの人に笑顔になってもらいましょう！」

そう言って、一日を始めようとした。

その次の瞬間。

スタッフみんなから取り囲まれた。

全員が笑顔で、私を見ている。

私はどうしたらいいのかわからないでいると
開業当初からのチーフから・・・・

「院長、いつも私たちのために頑張ってくれてありがとうございます」
そういって私に表彰状をさしだした。

その表彰状にはこう書いてあった。
いつも体調のこと気にしてくれて、
スタッフ全員のことを思ってくれるほど優しくて、
家族を大切にする温かい心を持っていて、
いつもパワフルで何事にも有言実行で情熱的で
院外活動にも積極的に頑張っていて、
常に向上心を持っている
日本一の院長にこの言葉をおくります

「ありがとうございます」

「今日はこの医院の開業記念日です。おめでとうございます。」

私はあっけにとられた。

まさか、まさかスタッフが、医院の開業した日を覚えていたなんて・・・

そして、こんなサプライズをしてもらえるなんて、これっぽっちも思っていなかったからだ。

全員の拍手の中、私はこらえていた涙を到底止めることなどできなかった。

気が付いたら顔をぐしゃぐしゃにして、泣いていた。

今まで愚行を繰り返していたため、スタッフに恨まれても当然だと思っていた。

そのスタッフからこんなに素晴らしい言葉をもらったことが、嬉しかったのだ。

こんなチームをもつことができて、心から幸せを感じた。
ここまで頑張ってきて本当に良かった。

同時に歯科医師として、そして経営者として、あきらめなかったことによって、人生の大きな山をひとつ越えることができたと、その喜びに浸った。

もう死んでもいい、そう思ってしまうくらいに嬉しい出来事であった。

同時に、職員を大切にすることこそが、右肩上がりの良い経営であるということを多くの人に伝えることが、私の使命の一つであることに気が付いた。

断っておくが、「社員を大切にする」ということは、決して甘やかすとかいうことではない。

仕事においてはとても厳しい、いやうちは一般的な歯科医院よりははるかに厳しい。

でも、それをみんなで乗り越えていく、見ていてあげる、励まして、かばいあい、時には泣き、笑いながら、全員で高みを目指す文化を持っている。

人を大切にするから、みんな医院を愛するようになる。
だから業績が上がりつづける。
これが本質である。

職員に負けないよう、経営者も自分磨きを怠ってはいけないのだ。
なにも難しいこと行っているのではない。

自分が働きたい、働き続けたい、と思えるような職場を創ればいいのである。
自らが働く側であれば、どういうことが必要かを考えることが、極めて重要だ。

「人が輝くチームを創る」

それを、必ず、実現する。
信念をもって実行し続ける。

そうすればきっとあなたのチームは輝きつづける。
次に感動の涙を流すのはあなたの番かもしれない。
長い、私の話だったが、そろそろ、筆をおこうと思う。
最後まで読んでいただいたあなたに感謝する。

令和元年12月　鶴田博文

著者プロフィール

鶴田 博文（つるた　ひろふみ）

歯科医師、医療法人良陽会　鶴田歯科医院　理事長
鶴田塾主宰、臨床研修指導歯科医

日進月歩する歯科医療技術の習熟に加え、熱いチーム力を持つ歯科医院を運営する。目先のことよりも長期的なビジョンをもった組織作りには、多くの人が感銘をうけている。鶴田理事長の「患者にとってなにが一番幸せなのか」という思いがスタッフ一人ひとりに深く浸透している。講演多数。

●略歴

1969年　長崎県諫早市生まれ
2003年　長崎県諫早市で鶴田歯科医院開業
2010年　臨床研修施設指定　第249号
2012年　長崎県雲仙市に移転開業
2014年　医療法人良陽会設立
2015年　Labo鶴田　設立
2018年　鶴田塾主宰

● 参考文献・DVD

1）末広がりのいい会社をつくる、塚越寛、文屋、2019.
2）人が育つゴールデンルール、64、久保華図八、内外出版、2019.
3）ダントツ企業実践オーディオセミナー vol.120 世界一を最短で実現するリーダーシップとは？、水野和敏　神田昌典、アルマ・クリエイション、2009.
4）日本を元気にするセミナー第 17 回「使命感がもたらすチカラ」(DVD)、ブロックス、2016.
5）GT-R に 10 倍楽しくのれる本、テリー伊藤、ロコモーションパブリッシング、2008.
6）NHK DVD プロジェクト X 挑戦者たち　つっぱり生徒と泣き虫先生～伏見工業ラグビー部・日本一への挑戦～、NHK エンタープライズ、2001.
7）ひとことの力　松下幸之助の言葉、江口克彦、東洋経済新報社、2014.
8）ブロックスビデオマガジン Do it ! VOL90　笑顔が広がる、ワクワク楽しい歯科医院!「ヨリタ歯科クリニック」、ブロックス、2006.
9）小さな NO.1 を小冊子でつくれ！、十河尚史、アート印刷出版部、2018.
10）仕事こころにスイッチを！、小坂裕司、フォレスト出版、2002.
11）リッツカールトンが大切にするサービスを超える瞬間、高野登、かんき出版、2005.
12）岡田徹詩集、岡田徹、商業界、2003.
13）考えてみる、大久保寛司、文屋、2010.
14）口コミ伝染病、神田昌典、フォレスト出版、2001.
15）非常識な成功法則、神田昌典、フォレスト出版、2002.
16）歯科医院地域一番実践プロジェクト、岩渕龍正、デンタルダイヤモンド社、2005.
17）歯科医院経営活性化手法 33(DVD) 、経営戦略研究所、2007.

● 著書

新装版　今まで誰も語らなかった「開業論」本気の歯科医院編、インターアクション、2019.

こんなはずじゃなかった！
「続 開業論」伝説のチームビルディング編

2019年12月11日　第1版第1刷発行

著　鶴田《つるた》 博文《ひろふみ》
発行人　畑めぐみ
装丁・本文デザイン　野辺隆一郎
発行所　インターアクション株式会社
東京都武蔵野市境南町 2-13-1-202
電話　070-6563-4151
FAX　042-290-2927
web　http://interaction.jp
印刷・製本　シナノ印刷株式会社

ISBN 978-4-909066-24-4 C3047

定価は表紙に表示しています